Pneumocystis-carinii-Pneumonie bei Immunsuppression

Pneumocystis-carinii-Pneumonie bei Immunsuppression

Prophylaxe und Therapie in der Hämatologie, Onkologie und bei Organtransplantation

Herausgegeben von
H. Link, G. Ehninger, H. Poliwoda

Walter de Gruyter
Berlin · New York 1991

Herausgeber

PD Dr. med. H. Link
Zentrum Innere Medizin
und Dermatologie
Abt. Hämatologie und Onkologie
Medizinische Hochschule Hannover
Konstanty-Gutschow-Straße 8
3000 Hannover 61

Prof. Dr. med. H. Poliwoda
Zentrum Innere Medizin
und Dermatologie
Abt. Hämatologie und Onkologie
Medizinische Hochschule Hannover
Konstanty-Gutschow-Straße 8
3000 Hannover 61

PD Dr. med. G. Ehninger
Abt. Hämatologie und Onkologie
Medizinische Universitätsklinik Tübingen
Geissweg 3
7400 Tübingen 1

CIP-Titelaufnahme der Deutschen Bibliothek

Pneumocystis-carinii-Pneumonie bei Immunsuppression: Prophylaxe und Therapie in der Hämatologie, Onkologie und bei Organtransplantation / hrsg. von H. Link ... – Berlin ; New York : de Gruyter, 1991
ISBN 3-11-012890-X
NR: Link, Hartmut [Hrsg.]

Satz: Arthur Collignon GmbH, Berlin. – Druck: Gerike GmbH, Berlin.
Buchbinderische Verarbeitung: Dieter Mikolai, Berlin. – Umschlagentwurf: Rudolf Hübler, Berlin.
Printed in Germany.

Vorwort

Die Pneumonie durch Pneumocystis carinii (PcP) war in früherer Zeit sehr selten. Sie trat nur bei Erkrankungen mit reduzierter Immunabwehr auf. Mit der AIDS-Epidemie in den achtziger Jahren rückte die Erkrankung in das Bewußtsein vieler Ärzte, weil Patienten mit AIDS ein sehr hohes Risiko einer PcP haben. Es gibt jedoch weitere große Patientengruppen, die durch eine PcP gefährdet sind. Während der beiden letzten Dekaden wurden in der Hämatologie und Onkologie in zunehmendem Maße zytotoxische Behandlungsverfahren entwickelt, die gleichermaßen immunsuppressiv wirken. Dadurch entsteht auch bei den Patienten mit intensiver oder langdauernder Chemotherapie ein erhöhtes Risiko einer Pneumonie durch Pneumocystis carinii. Auch nach der Transplantation von soliden Organen werden durch die erforderliche permanente Immunsuppression diese Patienten infektanfälliger. Insbesondere wenn das Immunsystem bei einer Abstoßungskrise zusätzlich unterdrückt werden muß, erhöht sich das Risiko opportunistischer Infektionen, zu denen auch die PcP gezählt wird. Die intensivste Immunsuppression erfolgt vor der Knochenmarktransplantation, an die sich bis zur völligen Regeneration und Rekonstruktion des Immunsystems eine langanhaltende Immundefizienz anschließt. Sehr viele Patienten würden nach einer Knochenmarktransplantation ohne adäquate Prophylaxe an einer PcP erkranken. Das neu entwickelte und sehr einfache Therapieverfahren, die PcP mit Pentamidin-Inhalationen zu verhüten, findet immer breitere Anwendung unter den erwähnten Risikogruppen.

Im Mai 1990 wurde von der Abteilung Hämatologie und Onkologie der Medizinischen Hochschule Hannover ein Symposium veranstaltet, das dem Erfahrungsaustausch zur PcP-Prophylaxe mit Pentamidin-Isethionat unter den Ärzten, die immunsupprimierte Patienten behandeln, dienen sollte. Die Beiträge des Symposiums werden in aktualisierter Form in diesem Buch wiedergegeben. Es möge dazu beitragen, die Erfahrungen mit der einfachen und problemlosen Inhalationsprophylaxe der Pneumocystis-carinii-Pneumonie mit Pentamidin einem größeren Kreis an Ärzten und Patienten zu vermitteln.

Hannover und Tübingen
im März 1991

Die Herausgeber
H. Link, G. Ehninger, H. Poliwoda

Inhalt

Inhalt

Verzeichnis der erstgenannten Autoren

Dr. H. Chlebowski
Medizinische Klinik und Poliklinik
der Universität Düsseldorf
Abteilung für Nephrologie
Moorenstr. 5
W-4000 Düsseldorf 1

PD Dr. H. Link
Medizinische Hochschule Hannover
Abteilung Hämatologie und Onkologie
Konstanty-Gutschow-Str. 8
W-3000 Hannover 61

Prof. Dr. H. M. Seitz
Institut für medizinische Parasitologie
der Universität Bonn
Sigmund-Freud-Str. 25
W-5300 Bonn 1

Dr. S. Staszewski
Universitätsklinikum
Zentrum der Inneren Medizin
Infektionsambulanz Haus 68
Theodor-Stern-Kai 7
W-6000 Frankfurt/M. 70

Dr. H. O. Vetter
Universität München
Klinikum Großhadern
Herzchirurgische Klinik
Postfach 70 12 60
W-8000 München 70

PD Dr. H. F. Vöhringer
Auguste-Viktoria-Krankenhaus
I. Innere Abteilung
Rubensstr. 125
W-1000 Berlin 41

Prof. Dr. T. O. F. Wagner
Medizinische Hochschule Hannover
Abteilung Pneumologie
Konstanty-Gutschow-Str. 8
W-3000 Hannover 61

Dr. K. Waßermann
Klinik III für Innere Medizin
der Universität Köln
Pneumologie/Bettenhaus Eb. 5
Joseph-Stelzmann-Str. 9
W-5000 Köln 41

Mikrobiologie von Pneumocystis

H. M. Seitz, G. Chioralia, M. Sahm

Abstract

In various states of immunosuppression Pneumocystis causes a life-threatening pneumonia. Many features of Pneumocystis are unknown or insufficiently documented, for example, the taxonomic relation, the exact life-cycle and the mode of transmission. Trials to grow Pneumocystis in continuous cultures were unsuccessful until now. The diagnosis of a Pneumocystis infection is suggested by clinical findings, but only proven by the demonstration of the agent. The diagnostic material is obtained by bronchoalveolar lavage. Various staining methods exist, having advantages and disadvantages. The microbiological diagnosis of Pneumocystis requires considerable experience.

Zusammenfassung

Pneumocystis ist ein auch heute noch rätselhafter Erreger, von dem die taxonomische Stellung, der genaue Lebenszyklus und die Übertragungswege teilweise unbekannt sind. Bei Immunsupprimierten führt die Vermehrung von Pneumocystis zu einer schweren Pneumonie, bei der die Alveolarräume durch Parasitenmassen verschlossen werden. Für die Diagnose wird der Parasit in der Spülflüssigkeit der bronchoalveolären Lavage nachgewiesen. Verschiedene Färbemethoden stellen unterschiedliche Erregerstadien dar. Die Diagnostik erfordert große Erfahrung.

Einleitung

Bereits die Entdeckung von Pneumocystis war mit einem Irrtum belastet. Carlos Chagas, der den Erreger in den Lungen von Meerschweinchen fand, hielt ihn zunächst für das Schizogoniestadium eines Trypanosoms. Bis heute ist unser Kenntnisstand über Pneumocystis mangelhaft. Wir wissen nicht sicher, ob Pneumocystis ein Protozoon ist, ein Pilz [2] oder einem in unser herkömmliches System nicht einzuordnenden Taxon angehört. Wir wissen auch nicht, ob es berechtigt ist, die Existenz mehrerer Arten von Pneumocystis anzunehmen.

Zellzyklus und Probleme der Klassifizierung

Pneumocystis kommt, von wenigen Ausnahmen abgesehen, beim Menschen nur in den Alveolen der Lunge vor. Zwei Zustandsformen, der Trophozoit und die Zyste, sowie Übergangsstadien lassen sich unterscheiden (Abb. 7). Der Trophozoit hat einen Durchmesser bis 7 µm und bei elektronenmikroskopischer Darstellung eine Doppelmembran als Oberfläche, die zum Teil mit Mikrotubuli besetzt ist. Er lebt in enger Assoziation mit den dünnen Ausläufern der Typ-1-Pneumozyten, eingebettet in den Surfactant-Film, der die Alveolen auskleidet. Dieser an eine Amöbe erinnernde Trophozoit vermehrt sich durch Zweiteilung (Abb. 1). Außerdem kann er Zysten bilden, die durch den Besitz einer relativ dicken, im elektronenmikroskopischen Bild mehrschichtigen Zystenwand ausgezeichnet sind. Im Lauf der Entwicklung differenzieren sich im Inneren dieser Zystenhülle acht intrazystische Körperchen. Sie sind von runder oder spindeliger Gestalt, der kleine Zellkern liegt zentral oder mehr randständig im Zytoplasma. Nach Abschluß ihrer Entwicklung und möglicherweise nach einer Latenzphase, deren Dauer wir nicht kennen, werden die intrazystischen Körperchen, von manchen Autoren auch Sporozoiten genannt, freigesetzt und werden wiederum zu Trophozoiten. Damit

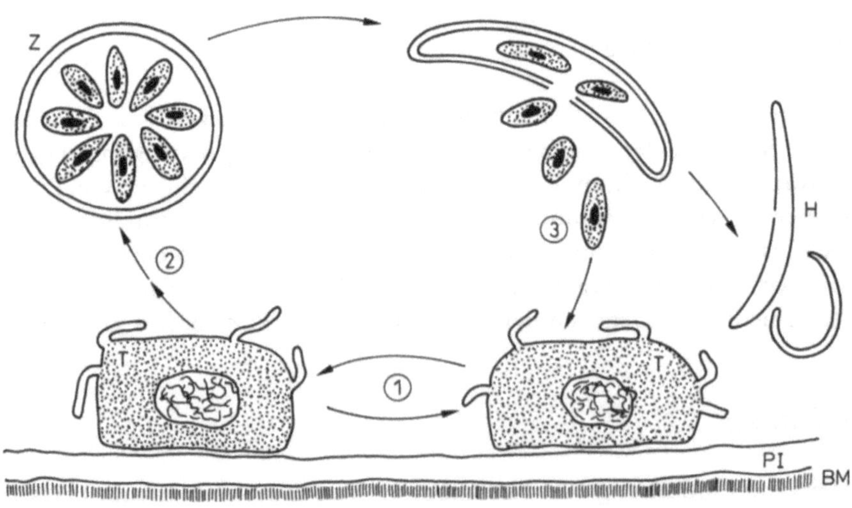

Abb. 1. Pneumocystis-Zyklus, vereinfachtes Schema. Trophozoiten (T) leben in engem Kontakt mit der Alveolarwand (PI, Zellausläufer von Pneumozyt Typ 1; BM, Basalmembran) und vermehren sich durch Zweiteilung (1). Sie können über Zwischenstadien Zysten (Z) bilden, die schließlich 8 intrazystische Körperchen (2) enthalten. Die Zysten entlassen die Einzelparasiten (3), die sich wieder in Trophozoiten umwandeln. Zurück bleiben leere, kollabierte Zystenhüllen (H).

ist der Zyklus geschlossen. Zwischen dem Trophozoiten und der Zyste steht noch das Stadium der Präzyste. Weitere Stadien sind, basierend auf elektronenmikroskopischen Untersuchungen, beschrieben worden [6].

Entdeckt wurde Pneumocystis zunächst beim Meerschweinchen, dann aber bei zahlreichen anderen Säugetieren, sowohl Wildtieren als auch Haustieren (Ratten, Pferde, Mäuse, Ziegen, Schafe, Katzen, Hunde u. a.). Morphologische Kriterien reichen nicht aus, zwischen Pneumocystis tierischer oder menschlicher Herkunft zu unterscheiden. Man neigt deshalb dazu, entsprechend der Erstbeschreibung eine einzige Art, P. carinii, anzunehmen. Vor allem Antigenanalysen der letzten Zeit haben aber gezeigt, daß deutliche und reproduzierbare Unterschiede bestehen, daß Pneumocystis von der Ratte zwar gemeinsame Antigene mit Pneumocystis vom Menschen hat, daß aber vor allem im niedermolekularen Bereich (35 – 45 kD) deutliche Unterschiede bestehen. Es ist deshalb durchaus denkbar, daß der Menschenparasit eine eigene Art, zumindest eine Unterart darstellt. Die Bezeichnung P. carinii wäre dann aber nicht korrekt, da sie nur dem Rattenparasiten zusteht. Für menschliche Pneumocystis ist die Bezeichnung P. jíroveci vorgeschlagen worden [3].

Die taxonomische Zugehörigkeit ist nicht nur eine akademische Frage, sondern mit ihr hängt zusammen, ob man von einem Tierreservoir für den Erreger ausgehen muß oder, anders formuliert, ob z. B. Haustiere eine Infektionsquelle für den Menschen sein können.

Untersuchungen an Pneumocystis werden wesentlich dadurch erschwert, daß es kein Kulturverfahren gibt. In der Literatur wird zwar immer wieder über Kulturen berichtet, auch über einen gewissen Grad von Vermehrung in diesen Ansätzen, aber eine Reproduktion über mehrere Zellzyklen hinweg ist bisher noch nicht gelungen [1].

Pathogenese

Die Pathogenese der Pneumocystis-Pneumonie beim Immunsupprimierten beginnt mit einer überschießenden Vermehrung der Erreger im Alveolarraum [9]. Durch die Parasiten werden die Alveolardeckzellen geschädigt, so daß die Basalmembran gegen das Alveolenlumen frei liegt. Wahrscheinlich auf diese Weise kommt es zur Exsudation aus den Lungenkapillaren. Die Alveolenlichtung füllt sich langsam mit Parasiten, sowohl mit Trophozoiten als auch mit Zysten und leeren Zystenhüllen, die zusammen mit dem Exsudat eine zähe Masse bilden. Diese verschließt die Alveolen zunehmend und engt damit die respiratorische Oberfläche in der Lunge ein (Abb. 2). Eine progrediente Abnahme der Vitalkapazität kennzeichnet dieses Stadium, lange bevor sonstige Anzeichen einer Pneumocystis-Pneumonie

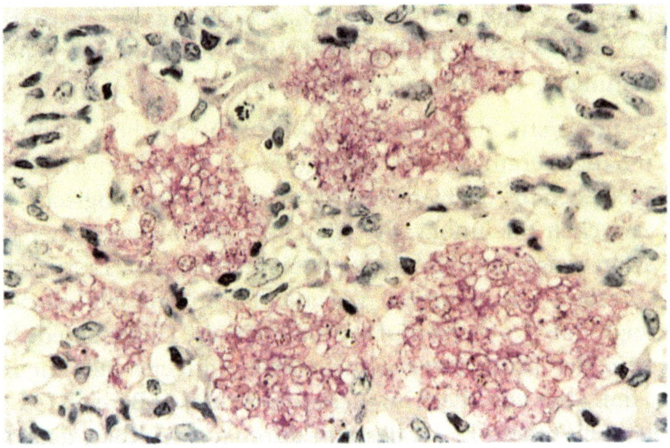

Abb. 2. Pneumocystis. Lunge, PAS-Färbung. Das Alveolarlumen ist von einem schaumigen, PAS-positiven Material ausgefüllt. Dieses besteht aus dichtgepackten Zysten und Trophozoiten. Bei günstiger Färbung und Schnittführung sind einzelne Zysten mit intrazystischen Körperchen gut zu erkennen.

auftreten. Unklar ist, ob noch weitere systemische Schädigungen durch die Pneumocystis-Vermehrung hervorgerufen werden, etwa durch Toxine. Das Endstadium ist dadurch gekennzeichnet, daß schaumige Massen, in der PAS-Färbung deutlich rot, das Alveolenlumen ausfüllen. Gelegentlich findet man Pneumocystis in den Lymphknoten, die die Lunge drainieren. Über Einzelfälle eines extrapulmonalen Vorkommens von Pneumocystis ist berichtet worden. Auch wir konnten sie beobachten.

Erregernachweis

Die klinische Symptomatik und die Ergebnisse klinischer Untersuchungen lassen eine spezifische Diagnose der Pneumocystis-Pneumonie nicht zu [4, 5]. Deshalb ist der Erregernachweis von zentraler Bedeutung [7, 8]. Da die Parasitenmassen fest in den Alveolen haften, erscheinen keine Erreger im spontan abgehusteten Sputum, das bei der typischen Pneumocystis-Pneumonie ohnehin nur spärlich produziert wird. Früher geübte aggressive Methoden der Materialgewinnung wie die transbronchiale Biopsie sind heute weitgehend verlassen zugunsten schonender Verfahren. Die wichtigste Methode ist die bronchoalveoläre Lavage (BAL), die es erlaubt, Material aus dem Alveolenraum zu gewinnen, wobei die Dehnung des Gewebes durch die unter gelindem Druck eingebrachte Spülflüssigkeit sicher zur Mobilisierung des Alveolarinhalts beiträgt. Eine Alternativmethode für die Materialgewinnung ist die Sputuminduktion. Hierzu muß der Patient mindestens 20 Minuten eine feinsttropfige hypertonische Kochsalzlösung inhalieren, am besten unter Aufsicht eines Physiotherapeuten. Das dann abgehustete Sputum soll die gleiche Treffsicherheit in der Diagnostik ermöglichen wie die Spülflüssigkeit nach BAL.

Gelegentlich gelingt der Nachweis von Pneumocystis, vor allem von Zysten, bereits im Nativpräparat durch Phasenkontrast- oder Interferenzkontrastmikroskopie (Abb. 3). In der Routine ist es jedoch erforderlich, gefärbte Präparate herzustellen (Einzelheiten zur Methodik siehe unter [8]). Dazu wird das Sediment der Spülflüssigkeit bzw. des durch Dithiothreitol verflüssigten, provozierten Sputums (s. o.) auf Objektträger ausgetropft und wieder abgesaugt – dann entsteht ein schöner kreisrunder Materialauftrag – oder, weniger zweckmäßig, ausgestrichen. Nach Trocknung und Fixierung werden die Präparate gefärbt. Als Färbungen stehen die in der Tab. 1 genannten Verfahren zur Verfügung. Nach

Tab. 1. Färbeverfahren zur Darstellung von Pneumocystis*

Färbung	Angefärbte Strukturen	Vorteil	Nachteil
Giemsa	Trophozoiten, intrazystische Körperchen, Zytoplasma: blau, Zellkerne: rot	einfach und schnell	geübter Untersucher ist Voraussetzung. Geringe Parasitenzahlen werden leicht übersehen
Grocott	Zystenwände mit Klammerstruktur: braun bis schwarz	bei Berücksichtigung der Morphologie absolut spezifisch	Dauer der Färbung: etwa 3 Stunden
Toluidinblau nach Sulfatierung (Abb. 6)	Zystenwände metachromatisch violett	schnell	keine Anfärbung der Klammerstrukturen, Spezifität nicht immer gewährleistet
Ind. Immunfluoreszenzverfahren mit polyklonalen oder monoklonalen Antikörpern	Trophozoiten und/oder Zysten (je nach Antikörper)	hohe Sensitivität	Verarbeitung der Proben oft kompliziert, die Spezifität muß sehr kritisch beurteilt werden, da kaum morphologische Kriterien verfügbar!

* Färbeanleitungen: Empfehlungen zur Laboratoriumsdiagnostik der Amöbiasis, Giardiasis, Kryptosporidiose und weiterer Kokzidiosen. Bundesgesundheitsblatt 29 (1986) 194 – 198.

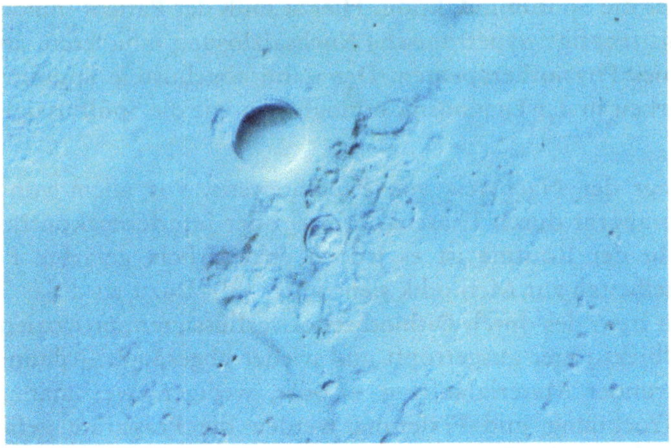

Abb. 3. Pneumocystis. Natives Sediment der BAL-Flüssigkeit, Interferenzkontrast. Im Zentrum eine Zyste von Pneumocystis mit deutlichen intrazystischen Körperchen, insgesamt 8 (nicht alle sichtbar). Die Zyste ist umgeben von leeren Zystenhüllen und von Trophozoiten, die jedoch im Nativzustand nur schwer zu identifizieren sind.

unseren Erfahrungen ist die Grocott-Färbung die zuverlässigste Darstellungsmethode für Pneumocystis. Neben einer nicht absoluten, jedoch hohen Spezifität der Färbung – sie färbt auch Pilze an – erlaubt sie, absolut spezifische Strukturen der Pneumozysten zu erkennen, nämlich stärker als die Zystenwand gefärbte, paarweise gelagerte Klammern (Abb. 4). Werden Giemsa- (Abb. 5) und Grocott-Färbung nebeneinander verwandt, erreicht man eine hohe Treffsicherheit, Geduld und Erfahrung vorausgesetzt.

Über die im Handel befindlichen Fluoreszenznachweise kann keine generelle und abschließende Beurteilung abgegeben werden. Da außer einem Leuchten, d. h. positiver Fluoreszenz, kein weiteres, vor allem kein morphologisches Kriterium hinzugezogen werden kann, muß die Spezifität der Anfärbung in Einzelfällen angezweifelt werden. Bei einigen Testkombinationen ist klar nachzuweisen, daß sie weniger Parasiten darstellen als zum Beispiel die Grocott-Färbung. Ungenügend sind Färbungen, die mit Antikörpern arbeiten, welche nur gegen ein Stadium des Parasiten (z. B. gegen Trophozoiten oder Zysten) gerichtet sind.

Elektronenmikroskopische Aspekte von Pneumocystis sind in den Abb. 7–9 wiedergegeben.

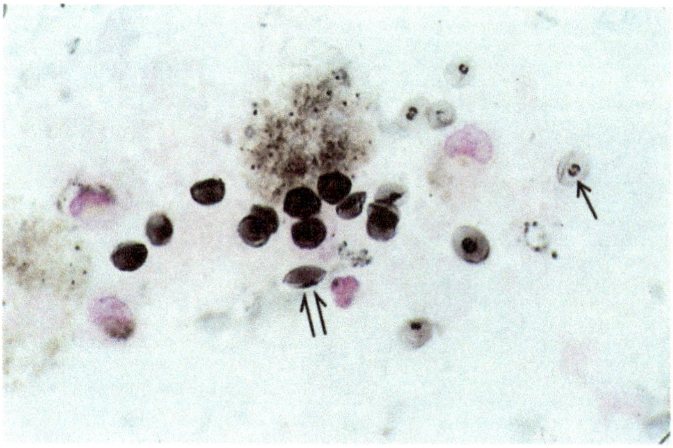

Abb. 4. Pneumocystis. Sediment der BAL-Flüssigkeit, Grocott-Färbung, Gegenfärbung mit Kernechtrot. Typischerweise sind die Zysten unterschiedlich stark angefärbt, zum Teil sind sie kollabiert. Zweifelsfrei erkennen lassen sich Pneumocystis-Zysten an den stärker gefärbten, paarigen Klammerstrukturen (frontale Ansicht: *Pfeil*, seitliche Ansicht: *Doppelpfeil*).

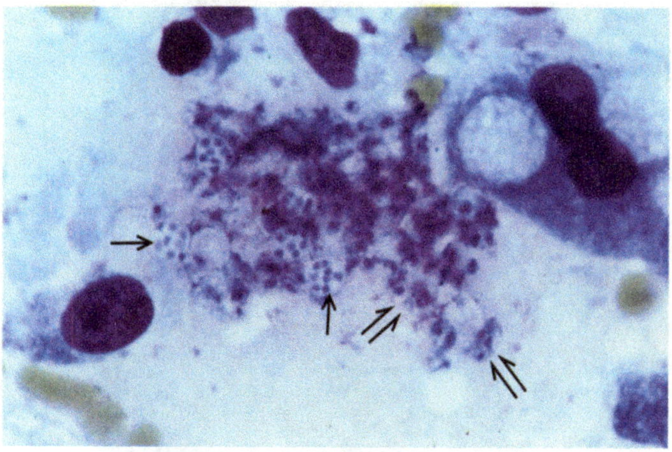

Abb. 5. Pneumocystis. Sediment der BAL-Flüssigkeit, Giemsa-Färbung. Neben Alveolarzellen ein Verband von Pneumocystis, bestehend aus zahlreichen Zysten (*Pfeile*), bei denen nur die intrazystischen Körperchen dargestellt werden, und aus Trophozoiten (*Doppelpfeile*).

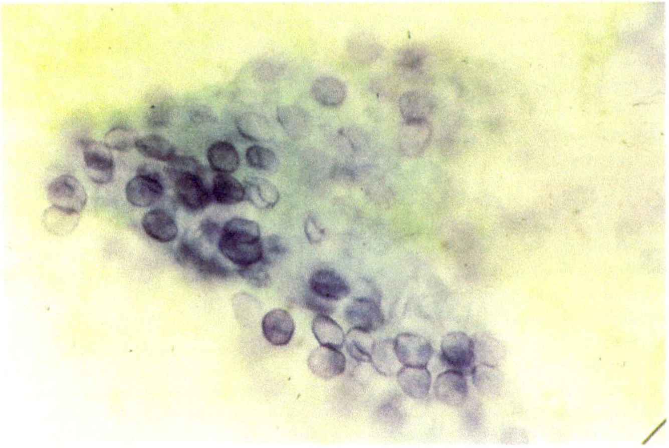

Abb. 6

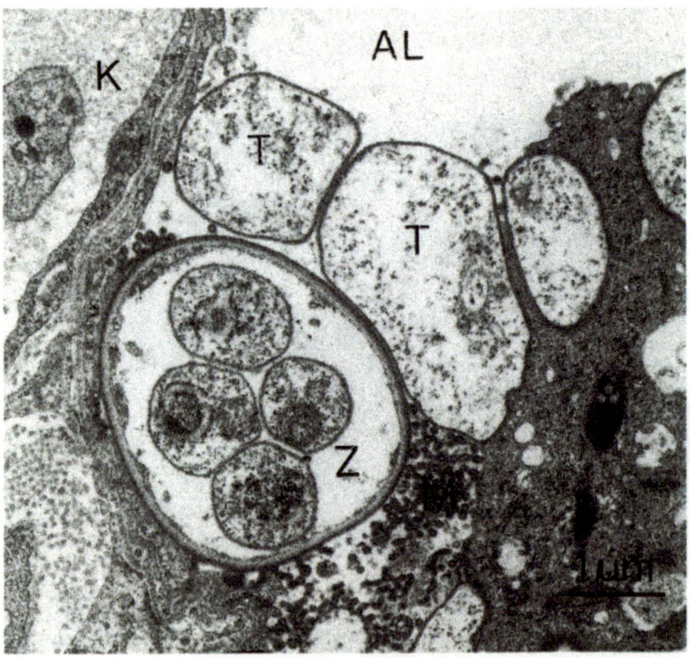

Abb. 7

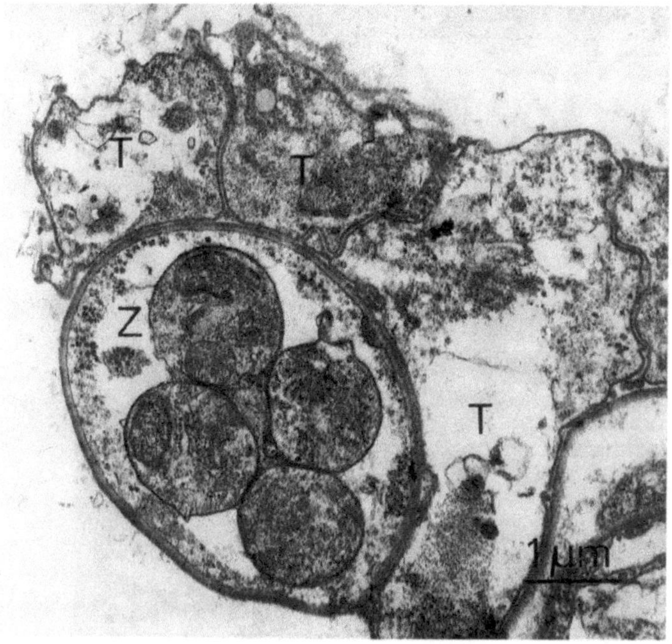

Abb. 8

Abb. 6. Pneumocystis. Sediment der BAL-Flüssigkeit, Toluidinblaufärbung. Zahlreiche Zysten sind metachromatisch angefärbt. Klammerstrukturen sind bei dieser Färbung in der Regel nicht zu erkennen.

Abb. 7. Pneumocystis carinii, Rattenlunge. Elektronenmikroskopische Aufnahme von Trophozoiten (T) und Zysten (Z) mit 4 intrazystischen Körperchen. AL = Alveolarlumen, K = Kapillare, M = Mikrotubuli.

Abb. 8. Pneumocystis spec. Bronchoalveoläre Lavage, HIV-Patient, elektronenmikroskopische Aufnahme (Legende s. Abb. 7). Das Material ist in diesem Fall ungewöhnlich gut erhalten, weil zwischen Gewinnung und Präparation nur wenige Stunden vergangen waren. Für den lichtmikroskopischen Nachweis mit Hilfe der Grocott- und der Giemsa-Färbung spielen die im Elektronenmikroskop zu beobachtenden Zerfallsvorgänge jedoch keine Rolle, denn die Parasiten lassen sich auch in 3 – 4 Tage alten Proben einwandfrei erkennen.

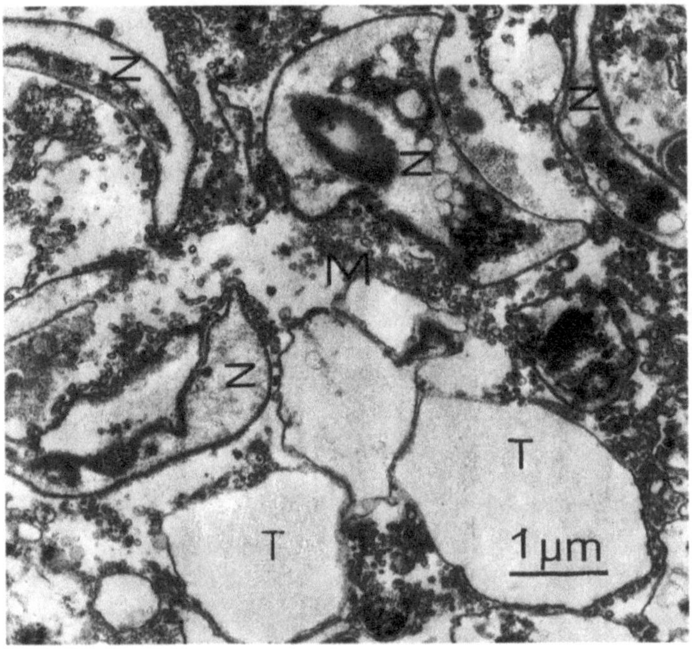

Abb. 9. Pneumocystis spec. Typisches Lavagematerial mit zerfallenem, leer erscheinendem Trophozoiten (T) und kollabierten Zysten (Z).

Literatur

[1] Cushion, M. T., J. J. Ruffolo, M. J. Linke et al.: Pneumocystis carinii: growth variables and estimates in the A5 49 and WI-38 VA 13 human cell lines. Exp. Parasitol. **60** (1985) 43–54.

[2] Edman, J. C., J. A. Kovacz, H. Masur et al.: Ribosomal RNA sequence shows Pneumocystis carinii to be a member of the fungi. Nature **334** (1988) 519–522.

[3] Frenkel, J. K.: Pneumocystis jíroveci n. sp. from man: morphology, physiology, and immunology in relation to pathology. Natl. Cancer Inst. Monogr. **43** (1976) 13–30.

[4] Haen, M., W. Heizmann, G. Ehninger: Häufigkeit, Klinik und Letalität der Pneumocystis carinii Pneumonien bei nicht-HIV-induzierter Immundefizienz. In: M. Dietrich (Hrsg.): Die Pneumocystis carinii Pneumonie, S. 23–31. Springer-Verlag, Berlin–Heidelberg–New York 1989.

[5] Höffken, G.: Klinik und Diagnose der Pneumocystis carinii Pneumonie. In: M. Dietrich (Hrsg.): Die Pneumocystis carinii Pneumonie, S. 33–41. Springer-Verlag, Berlin–Heidelberg–New York 1989.

[6] Matsumoto, Y., Y. Yoshida: Advances in Pneumocystis biology. Parasitol. Today 2 (1986) 137–142.

[7] Seitz, H. M.: Mikrobiologische Aspekte (Erreger, Nachweismethoden, Tiermodelle). In: M. Dietrich (Hrsg.): Die Pneumocystis carinii Pneumonie, S. 14 – 21. Springer-Verlag, Berlin – Heidelberg – New York 1989.
[8] Seitz, H. M.: Technik des mikrobiologischen Nachweises von Pneumocystis carinii. In: M. Dietrich (Hrsg.): Die Pneumocystis carinii Pneumonie, S. 147 – 150. Springer-Verlag, Berlin – Heidelberg – New York 1989.
[9] Ziefer, A., T. Jacobs, H. M. Seitz: Pneumocystis carinii Pneumonie – ein Überblick. Immun. Infekt. 14 (1986) 170 – 177.

Klinische Diagnostik bei Pneumocystis-carinii-Pneumonie

T. O. F. Wagner

Abstract

With increasing numbers of immunocompromised patients (HIV, AIDS, cytoreductive chemotherapy or immunosuppression) opportunistic infections have become a major cause of morbidity and mortality in these patients. Among these the Pneumocystis carinii pneumonia is of major importance. The clinical picture is typically "atypical" and may include no, few or many symptoms and findings (cough, fever, dyspnea, basal interstitial shadowing of the chest X-ray). Published diagnostic methods and strategies are discussed. The diagnosis always requires an aggressive approach with X-ray of the chest and flexible fiberglassbronchoscopy with bronchoalveolar lavage to prove or disprove the presence of Pneumocystis carinii.

Zusammenfassung

Die Zunahme immunkompromittierter Patienten (HIV, AIDS, Zystostatikatherapie oder medikamentöse Immunsuppression) führt zu einer Häufung opportunistischer Infektion, worunter die Pneumocystis-carinii-Pneumonie eine herausragende Bedeutung besitzt. Das klinische Bild ist typischerweise „atypisch" und kann keine, wenige oder viele Symptome und Befunde beinhalten (u. a. Husten, Fieber, Luftnot und basale interstitielle Zeichnungsvermehrung im Röntgenbild des Thorax). Diagnostische Methoden und Strategien werden vorgestellt. Die Diagnostik erfordert immer – auch zum Nachweis oder Ausschluß anderer Erreger – ein aggressives Vorgehen mit Röntgenuntersuchung des Thorax und flexibler Fiberglasbronchoskopie, einschließlich bronchoalveolärer Lavage.

Einleitung

Mit zunehmender Anzahl immunkompromittierter Patienten hat in den letzten Jahren die Häufigkeit der Pneumocystis-carinii-Pneumonie sprunghaft zugenommen [1, 2]. Hierzu tragen nicht nur die besondere Disposition von Patienten mit erworbenem Immundefekt (HIV-Infektion, AIDS), sondern auch die zunehmende Aggressivität der Polychemotherapie bei Tumorerkrankungen wie auch die Zunahme von Organtransplantationen mit entsprechender Immunsuppression bei [3, 2]. Obwohl durch die Pneumocystis-carinii-Prophylaxe mit Trimethoprim-Sulfamethoxazol bzw. Pentamidin hervorragende Erfolge erzielt werden, bleibt die Pneumocystis-Pneumonie eine bedrohliche Komplikation des Erwachsenen mit Immundefekt [2, 4, 5]. Da ein hundertprozentiger protektiver Schutz durch diese Prophylaxe nicht erzielt werden kann, muß bei jeder interstitiellen Pneumonie oder bei anderen Konstellationen, die mit dieser Diagnose vereinbar sind, unbedingt eine Pneumocystis-Pneumonie ausgeschlossen werden.

Klinische Beurteilung

Auch bei Verdacht auf Pneumocystis-carinii-Pneumonie spielt die Anamnese eine wichtige Rolle. Bei Vorliegen eines Immundefektes muß jede Episode von Fieber, Husten oder Kurzatmigkeit Anlaß zum Ausschluß einer Pneumocystis-carinii-Infektion sein. Da diese Symptome wenig spezifisch sind aber praktisch bei allen Patienten mit dieser Erkrankung vorkommen (Tab. 1), helfen auch weitere klinische Angaben wie das typischerweise plötzliche Auftreten des Fiebers nur wenig weiter [3].

Tab. 1. Typische Befunde bei Pneumocystis-carinii-Pneumonie

Klinik
- plötzliches Auftreten
- hohes Fieber (38 – 40°)
- Husten
- Luftnot
- diskreter („diskrepanter“) Auskultationsbefund

Röntgen Thorax
- „interstitielle“ Infiltrate
  bds., perihilär, basal-betont
  bei Fortschreiten: „alveoläre“ Infiltrate
- keine Lymphknoten
- kein Pleuraerguß

Bei der klinischen Untersuchung fällt die Diskrepanz zwischen dem schwerkranken Aspekt des Patienten und dem relativ blanden Auskultationsbefund über der Lunge auf [6]. So kann durchaus der Patient bei Tachypnoe und Zyanose noch ein unauffälliges Auskultationsergebnis bieten und allenfalls ein geringgradig verschärftes Atemgeräusch als Auffälligkeit präsentieren. Wenn nicht regelmäßige

Auskultationsbefunde zum Vergleich zur Verfügung stehen, ist aber dieses verschärfte Atemgeräusch ein wenig zuverlässiger Parameter. Feuchte oder trockene Nebengeräusche gehören eher zu den seltenen Auskultationsbefunden, so daß am ehesten die Diskrepanz zwischen Allgemeinbefinden und Auskultationsbefund ein Hinweis auf diese Erkrankung oder eine andere interstitielle Pneumonie sein kann [6, 7].

Als wesentliche differentialdiagnostische Untersuchung stellt sich die Röntgenuntersuchung des Thorax dar [2, 3, 6, 8]. In einer Gruppe von Patienten mit AIDS untersuchten wir 40 Episoden hochfieberhafter Erkrankungen, die letztlich mit dem Nachweis eines Pneumocystis-carinii-Erregers einhergingen. Es fanden sich immerhin in 78% der Patienten initial bereits interstitielle Strukturvermehrungen im Röntgenbild (unveröffentlicht). Auch diese sind nicht spezifisch und können bei anderen interstitiellen Lungenerkrankungen (Virus-Pneumonie, Legionellose, toxische Reaktion auf Medikamente oder Zeichen der Herzinsuffizienz oder Niereninsuffizienz) auftreten [8, 9]. Darüber hinaus kann die radiologische Veränderung deutlich hinter den klinischen Befunden herhinken, so daß eine frühzeitige Diagnose mit Hilfe der interstitiellen Strukturvermehrung im Röntgenbild oft nicht möglich ist. Wenn auch immer wieder betont wird, daß interstitielle Infiltrate typisch für eine Pneumocystis-carinii-Pneumonie seien, so kann bei dieser Erkrankung auch im Frühstadium schon ein eher „alveoläres" Infiltrat auftreten. Regelhaft tritt dies allerdings bei dem schweren Verlauf zu den interstitiellen Veränderungen hinzu [9]. Auch jede andere radiologische Erscheinungsform bis hin zu Abszeßhöhlen und Zysten sind beschrieben worden [10]. Aus diesem Grunde hat es vielfältige Bemühungen gegeben, zusätzliche Untersuchungskriterien in die Untersuchung einzuführen [8]. Die bisher beschriebenen Methoden sind in Tab. 2 aufgelistet, wobei jene, die zum Erregernachweis dienen,

Tab. 2. Untersuchungen bei Verdacht auf Pneumocystis-carinii-Pneumonie

wichtig	fraglich hilfreich
Anamnese Klinische Untersuchung	*Bildgebende Verfahren* – ^{67}Ga-Szintigramm
Rö-Thorax Bronchoskopie mit BAL	– Computer-Tomografie (CT) – „High-Resolution"-CT – ^{99}Tc-DTPA-Aerosol-Transfer
(evtl. induziertes Sputum)	
	Lungenfunktionsuntersuchung – Vitalkapazität – Diffusionskapazität (DLCO) – Blutgasanalyse in Ruhe – Blutgasanalyse bei Belastung – Spiroergometrie

von den Methoden zum Nachweis einer Beeinträchtigung der Lungenfunktion zu unterscheiden sind.

Bildgebende Verfahren

Vielfältige Studien haben sich mit der klinischen Brauchbarkeit der Gallium-Szintigraphie in der Diagnostik der Pneumocystis-Pneumonie beschäftigt [11 – 13]. Aus diesen Untersuchungen geht zweifellos hervor, daß die Sensitivität der Methode höher ist als die der Röntgenuntersuchung, da immer wieder Patienten beschrieben werden, deren Gallium-Szintigramm pathologisch ausfällt, obwohl das Röntgenbild noch unauffällig ist [13]. Dies hat dazu geführt, daß viele Untersucher es für logisch halten, ein Gallium-Szintigramm bei pulmonaler Symptomatik immer dann durchzuführen, wenn die Röntgenbefunde unauffällig sind, um dann im Falle eines positiven Gallium-Szintigramms die gleiche weitere diagnostische Vorgehensweise zu beschreiten wie bei positivem Röntgenbild

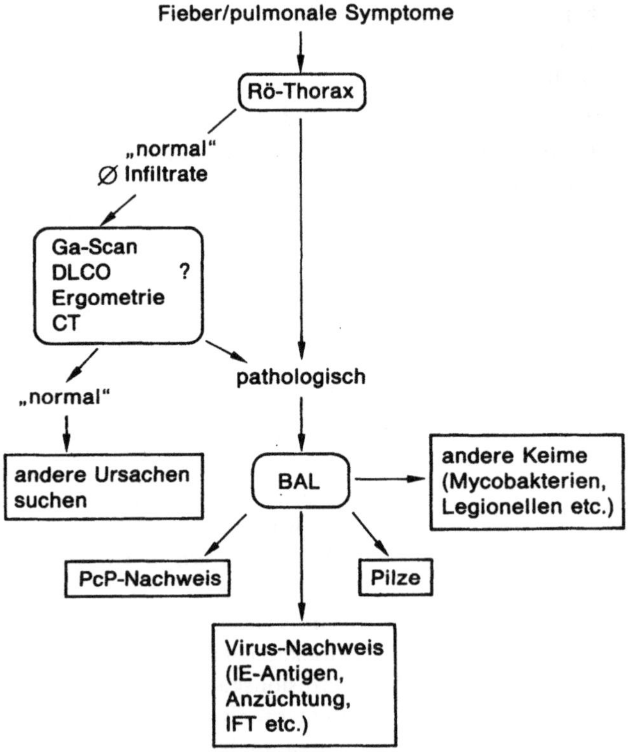

Abb. 1. Klinische Diagnostik der Pneumocystis-carinii-Pneumonie

(Abb. 1) [13]. Auch ein positives Gallium-Szintigramm ist in keiner Weise spezifisch für die Pneumocystis-carinii-Pneumonie, da auch andere interstitielle Pneumonien zu einer ähnlichen Anreicherung im Szintigramm führen. Zweifellos hilfreich ist die Durchführung der Gallium-Szintigraphie bei positivem Röntgenbefund zur Differenzierung einer interstitiellen Zeichnungsvermehrung bei Pneumocystis-carinii-Infektion von der interstitiellen Veränderung bei einem diffusen Kaposisarkom der Lunge [12]. In diesem Fall ist eine eindeutige Differenzierung mit dem Röntgenbild nicht möglich. Das Gallium-Szintigramm bleibt aber in aller Regel negativ, so daß daraus geschlossen werden kann, daß keine interstitielle Pneumonie vorliegt. Wenn die Gallium-Szintigraphie auch selbst nicht ausreichende Vorteile bietet, um wirklich das diagnostische Konzept zu verbessern, hat sie jedoch das Bewußtsein dafür geschärft, daß die Röntgendiagnostik nicht in allen Fällen früh genug Veränderungen im Bereich der Lunge nachweist. Mit Hilfe anderer Verfahren ist deshalb versucht worden, die Diagnose frühzeitiger zu stellen. Hierzu sind unter anderem die Computertomographie und in Einzelfällen auch das Verfahren der „high resolution"-Computertomographie des Thorax eingesetzt worden [14]. Dieses Verfahren kann sehr detailliert interstitielle Strukturen aufdecken und insbesondere im individuellen Verlauf des Patienten eine Zunahme dieser interstitiellen Struktur frühzeitiger aufdecken als die Röntgenaufnahme. Auch hier steht erheblich gesteigerter Aufwand in keinem vertretbaren Verhältnis zu dem Zugewinn an differentialdiagnostischer Sicherheit, da auch hier wieder spezifische Veränderungen eine Artdiagnose nicht zulassen.

Die ^{99}Technetium-DTPA-Aerosol-Transfertechnik ist an besondere apparative Bedingungen geknüpft, scheint aber durch das Auftreten eines biexponentiellen Transfergradienten des Nuklids über der Lunge im Vergleich zu einem monoexponentiellen Verlauf beim Gesunden auch sehr frühzeitig eine interstitielle Pneumonie anzuzeigen [15]. Über die Aufwand-Nutzen-Relation dieses Verfahrens sind abschließende Aussagen jedoch nicht möglich [16].

Funktionelle Diagnostik

Neben der bildgebenden Diagnostik hat schon frühzeitig das Bemühen eingesetzt, funktionelle Ergebnisse mit dem klinischen Verlauf zu korrelieren [17]. Hierbei wird deutlich, daß im individuellen Longitudinalverlauf z. B. die Vitalkapazität eine deutliche Abnahme zeigt, sobald es zu einer interstitiellen Pneumonie kommt [18]. Eine Diagnose ist jedoch durch diese „Restriktion" nicht möglich, allenfalls eine Hilfestellung zur Indikation einer Röntgen-Aufnahme. Es zeigt sich, daß die dynamischen und statischen Lungenfunktionsanalysen keine ausreichende Sensitivität besitzen, um eine zuverlässige Hilfestellung bei der frühzeitigen Diagnose zu leisten [17]. Die Blutgasanalyse in Ruhe zeigt erst dann Veränderungen, wenn auch klinische (Tachypnoe usw.) und meist auch radiologische Veränderungen sichtbar sind [18]. Die DLCO kann in einzelnen Fällen auch vor der Veränderung im Röntgenbild pathologisch vermindert sein, aufgrund der relativ großen interindividuellen Streubreite ist die diagnostische Sensitivität dieser Methoden jedoch klinisch wenig hilfreich [8]. Besser haben sich Blutgasanalysen bei körperlicher Belastung (z. B. Mehrstufentest) oder bei Ergometrie erwiesen. Neuere Untersuchungen legen nahe, daß die Analyse der Blutgase nach einer definierten Belastung besser als alle anderen funktionellen Verfahren und insbesondere frühzeitiger als andere Verfahren, Patienten mit einer Infektion von solchen ohne Infektion unterscheiden läßt [14]. Ob das aufwendigere Verfahren der Spiroergometrie einen zusätzlichen Gewinn an diagnostischer Sensitivität bedeutet, ist noch nicht abschließend zu beurteilen.

Alle diese Verfahren besitzen jedoch auch bei hoher Sensitivität keine Spezifität für die Pneumocystis-carinii-Pneumonie, sondern zeigen pathologische Ergebnisse – wie nach der Pathophysiologie zu erwarten – bei allen anderen interstitiellen Strukturveränderungen der Lunge.

Erregernachweis

Als goldener Standard für die Methoden, die zum Nachweis des Erregers geeignet sind, hat sich die Bronchoskopie mit bronchoalveolärer Lavage (BAL) erwiesen [20, 21]. Das Verfahren ist zwar invasiv, das Risiko ist bei normaler Gerinnung und normaler Thrombozytenzahl jedoch vertretbar. Es kommt zwar bei 1–3% der Patienten zu einer Fieberepisode, die jedoch flüchtig ist und keine wesentliche Gefährdung des Patienten darstellt [22]. Erhebliche Blutungskomplikationen oder gar Perforationen sind bei der BAL praktisch ausgeschlossen. Die Komplikationsrate läßt sich noch weiter senken, wenn statt der allgemein üblichen Lavage mit 100–200 ml eine sog. „Minilavage" mit nur 40 ml durchgeführt wird [23]. Ein Verlust an Sensitivität im Nachweis von Keimen – insbesondere Pneumocystis carinii – ist damit nicht verbunden. Die diagnostische Sicherheit ist nicht zuletzt deshalb sehr hoch, weil mit der BAL in der Regel ein gesamtes Lungensegment bzw. Subsegment lavagiert wird und deshalb bei der nicht ganz homogenen Verteilung der Infektion und damit der Erreger, die Wahrscheinlichkeit eines positiven Nachweises relativ groß ist. Diese Methode hat sich auch dem Keimnachweis in der transbronchialen Biopsie, in der Zytologiebürste oder dem Keimnachweis in der sog. „geschützten Bürste" überlegen erwiesen [24, 25]. Diese letztgenannten Verfahren zeigen eine geringere diagnostische Sensitivität bei gleichzeitig deutlich höherem invasiven Risiko. Trotz dieser guten Ergebnisse der Bronchoskopie mit BAL beim Nachweis von Pneumocystis carinii gibt es eine Vielzahl von Untersuchungen, die sich dem Versuch widmen, mit nicht invasiven

Methoden oder weniger invasiven Methoden, eine ähnlich hohe Sensitivität zu erreichen. Begründet ist dies in der Belästigung des Patienten durch die Bronchoskopie und dem nicht zu verleugnenden – wenn auch geringen – Risiko für den Patienten, gleichzeitig aber auch dem denkbaren Risiko für den Untersucher, falls er mit erheblich infektiösem Sputum des Patienten in Kontakt gerät. Zwar läßt sich diese Komponente durch Einsetzen der Videotechnik bei der Bronchoskopie reduzieren, aber grundsätzlich wäre ein gleich sensitives Verfahren mit weniger Invasivität zu bevorzugen.

Das induzierte Sputum hat besonders seit Anwendung hochspezifischer und sensitiver (monoklonaler) Antikörper zum Nachweis von Pneumocystis in diesem Sputum an Bedeutung gewonnen [26]. In verschiedenen Studien wurde die fast gleichwertige Sensitivität des induzierten liquefizierten Sputums zum Erregernachweis betont [26], während andere Studien eine deutlich geringere Sensitivität fanden [27, 28]. In einer eigenen Studie fand sich eine nur minimal geringere Sensitivität der Sputumuntersuchungen im Vergleich zur BAL-Untersuchung. Besteht eine Kontraindikation für eine Bronchoskopie, ist die Untersuchung des induzierten Sputums die nächstbeste alternative Methode. Wichtig ist jedoch, daß die Induktion wirklich konsequent und „liebevoll" von Patient und medizinischem Personal durchgeführt wird. Hierzu ist z. B. die Hilfestellung eines Physiotherapeuten sinnvoll. Die Inhalation der hypertonen Kochsalzlösung muß ausreichend lange erfolgen (vorherige Reinigung des Mund-Rachenraumes, Zähne putzen etc.). Viele Patienten empfinden diese Prozedur eher stärker belastend als eine Bronchoskopie. Nur bei konsequenter Einhaltung aller Regeln ist die Trefferquote optimal (meist jedoch immer noch geringfügig unter der einer BAL). Der Nachweis anderer Erreger (z. B. Viren, Bakterien und Pilze) ist in der induzierten Sputumprobe deutlich weniger gut möglich, so daß auch aus diesem Grunde immer wieder auf die Bronchoskopie zurückgegriffen werden muß. Besonders schwierig ist die Frage zu beantworten, ob ein positiver Pilz- oder Virusnachweis im induzierten Sputum die gleiche klinische Relevanz wie der Nachweis in der BAL besitzt. Demgegenüber sind andere direkte oder indirekte Nachweisverfahren (Serumantikörper, LDH u. ä.) weit weniger sensitiv als die oben beschriebenen Methoden und spielen klinisch keine erhebliche Rolle [29, 30].

Unter Berücksichtigung der Tatsache, daß eine Pneumocystis-carinii-Pneumonie eine umso ungünstigere Prognose hat, je mehr andere komplizierende Faktoren hinzukommen, ist es unbedingt notwendig, nicht nur eine sensitive Nachweismethode für Pneumocystis carinii zu besitzen, sondern gleichzeitig auch andere Infektionen sicher nachweisen zu können. Es erweist sich immer wieder in der klinischen Routine die Bronchoskopie mit BAL überlegen, da diese auch hervorragend geeignet ist, Viruserkrankungen, die gleichzeitig bestehen oder Pilzpneumonien, die gemeinsam mit einer Pneumocystis-Pneumonie auftreten, nachzuweisen.

Aus diesem Grunde halten wir zur Zeit die Bronchoskopie mit BAL für die Methode der Wahl, da für das breite Spektrum der Probleminfektionen bei diesen Patienten keine andere Methode gleichgute Ergebnisse liefert [31]. Unter diesem Aspekt ist das geringe Risiko der Untersuchung durchaus vertretbar und die Belastung den Patienten zumutbar. Inwieweit hier eine differenzierte Vorgehensweise gerechtfertigt ist, die bei AIDS-Patienten eher die induzierte Sputumuntersuchung und bei anderen (z. B. Patienten nach Transplantation oder Chemotherapie) eher eine BAL vorsieht, müssen dieser Frage gewidmete Untersuchungen zeigen. Die doppelte Belastung, die eine solche Untersuchung erforderlich macht (induziertes Sputum *und* Bronchoskopie mit BAL), um Gleichwertigkeit oder Überlegenheit nachzuweisen, läßt Kliniker immer wieder von solchen Untersuchungen absehen. Es bleibt zur Zeit nur die Entscheidung nach persönlicher Erfahrung und Neigung von Patient und Arzt.

Diagnostische Strategie

Während in den meisten einschlägigen Publikationen bei Auftreten von Fieber und pulmonalen Symptomen Einstimmigkeit darüber herrscht, daß der erste diagnostische Schritt nach Anamnese und klinischer Untersuchung eine Röntgen-Thorax-Untersuchung sein sollte, besteht durchaus Kontroverse über das weitere Vorgehen. Die meisten Autoren sind sich jedoch einig, daß bei pathologischem Röntgen-Thorax-Befund unbedingt eine Bronchoskopie durchzuführen ist, die neben dem Ziel Pneumocystis carinii nachzuweisen, auch die Möglichkeit bietet, andere Keime, Pilze und Viren nachzuweisen [8, 13, 20, 21, 31–34]. Für den Fall eines normalen Röntgenbefundes (Abb. 1) wird die zusätzliche Durchführung eines Gallium-Scans, einer Computertomographie, Ergometrie oder eines anderen weiterführenden Verfahrens empfohlen. Nur im Fall, daß diese Untersuchung ein pathologisches Ergebnis liefert, wird die Rechtfertigung zur Durchführung einer Bronchoskopie und BAL gesehen.

Wir sehen die grundsätzlich dringende Notwendigkeit, Keime im Lungengewebe nachzuweisen, die wahrscheinlich oder potentiell als pathogene Keime für den immunkompromittierten Patienten anzusehen sind. Aus diesem Grunde fertigen wir zwar bei allen Patienten mit Fieber und pulmonalen Symptomen wie Husten, Dyspnoe und auch bei allen anderen fieberhaften Patienten ohne solche Symptome ein Röntgen Thorax-Bild an, halten aber die Durchführung einer Bronchoskopie mit BAL grundsätzlich für gerechtfertigt. Dies ist zum einen darin begründet, daß die BAL die höchste Sensitivität und Spezifität im Nachweis der Pneumocystis-carinii-Pneumonie besitzt, gleichzeitig aber auch darin, daß mit zunehmender Effizienz der PcP-Prophylaxe andere Infektionserkrankungen in ihrer diagnostischen Bedeutung in den Vordergrund rücken.

Die Verzögerung durch zusätzliche Untersuchungen, insbesondere falschnegative, können jedoch für Patienten in kritischem Zustand durchaus lebensentscheidend werden, so daß wir relativ frühzeitig die Indikation zur Bronchoskopie und BAL stellen. Insbesondere bei Verdacht auf Pneumocystis-carinii-Pneumonie ist eine Verzögerung des Therapiebeginns bis zur diagnostischen Klärung oft nicht zu rechtfertigen. Eine antibiotische Therapie hat in den ersten Tagen keinen Einfluß auf den Pneumocystis-carinii-Nachweis, so daß die Bronchoskopie ggf. auch „am nächsten Morgen" durchgeführt werden kann, falls der Patient zu Zeiten in die Klinik kommt, wo eine optimale Weiterbearbeitung des Materials nicht möglich ist. Da die als zusätzliche diagnostische Schleife einzuführenden Untersuchungen (Gallium-Scan, DLCO, Ergometrie, CT etc.) darüber hinaus eine teilweise erhebliche Belastung des Patienten bedeuten, können wir uns zur Anwendung dieser Untersuchungen nicht entschließen. Daraus ergibt sich für uns das in Abb. 2 wesentlich vereinfachte Flußdiagramm, das nämlich bei Fieber und pulmonalen Symptomen bei Patienten der oben beschriebenen Risikogruppen nach Untersuchung des Röntgen-Thorax grundsätzlich eine Bronchoskopie mit BAL vorsieht, wohingegen zusätzliche bronchoskopische Maßnahmen wie transbronchiale Biopsie, transbronchiale Punktion, usw. zu den Ausnahmeuntersuchungen gehören.

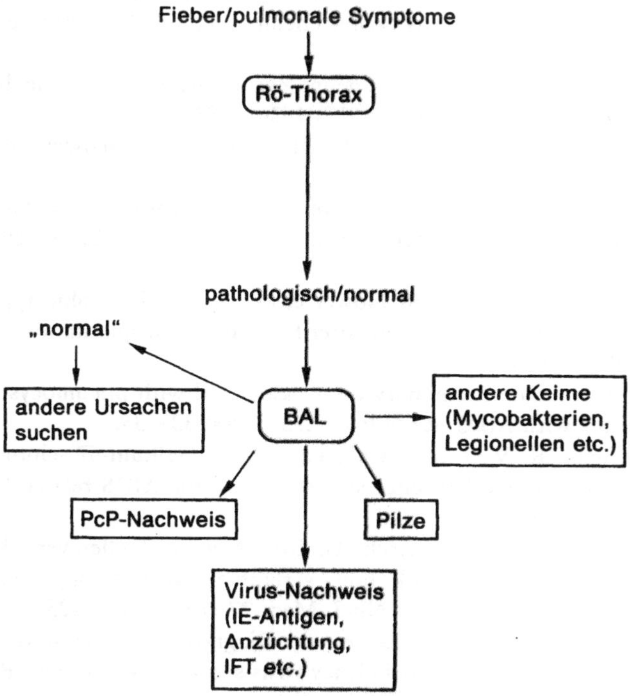

Abb. 2. Klinische Diagnostik der Pneumocystis-carinii-Pneumonie

Gebunden ist diese diagnostische Vorgehensweise an exzellente mikrobiologische und virologische Nachweismethoden, damit die auf diesem Wege gewonnenen Materialien auch kompetent weiter bearbeitet werden, denn nur so ist die hohe Sensitivität und Spezifität der BAL tatsächlich zu erreichen.

Literatur

[1] Schwartländer, B., M. A. Koch: Zur Epidemiologie von AIDS in der Bundesrepublik Deutschland und West-Berlin unter besonderer Berücksichtigung der klinischen Manifestationen des Immundefekts. In: M. Dietrich (Hrsg.): Die Pneumocystis carinii Pneumonie, S. 1 – 22. Springer-Verlag 1989.

[2] Masur, H., H. C. Lane, J. A. Kovacs et al.: Pneumocystis Pneumonia: from bench to clinic. Ann. Intern. Med. **111** (1989) 813 – 826.

[3] Glatt, E. A., K. Chirgwin: Pneumocystis carinii pneumonia in human immunodeficiency virus-infected patients. Arch. Intern. Med. **150** (1990) 271 – 279.

[4] Lode, H., G. Höffken, N. Deppermann et al.: Pentamidinaerosol in der Prophylaxe und Therapie von Pneumocystis carinii Pneumonien bei AIDS-Patienten. In: M. Dietrich (Hrsg.): Die Pneumocystis carinii Pneumonie, S. 94 – 101. Springer-Verlag 1989.

[5] Helm, E. B.: Prophylaxe der Pneumocystis carinii Pneumonie bei AIDS-Patienten. In: M. Dietrich (Hrsg.): Die Pneumocystis carinii Pneumonie, S. 67 – 73. Springer-Verlag 1989.

[6] Falk, S., M. Rust, E. B. Helm et al.: Pneumocystis-carinii-Pneumonie bei HIV-Infektion. Dtsch. med. Wochenschr. **112** (1987) 1830 – 1835.

[7] Zimmerli, W., S. Elsasser, A. P. Perruchoud: AIDS und Lunge. Schweiz. med. Wochenschr. **118** (1988) 1081 – 1083.

[8] O'Brien, R. F.: In search of shortcuts: definitive and indirect tests in the diagnosis of pneumocystis carinii pneumonia in AIDS. Am. Rev. Respir. Dis. **139** (1989) 1324 – 1327.

[9] Millet, B., T. W. Higenbottam, C. D. R. Flower et al.: The radiographic appearances of infection and acute rejection of the lung after heart-lung transplantation. Am. Rev. Respir. Dis. **140** (1989) 62 – 67.

[10] Sandhu, J. S., P. C. Goodman: Pulmonary cysts associated with pneumocystis carinii pneumonia in patients with AIDS. Radiology. **173** (1989) 33 – 35.

[11] Bitran, J., C. Bekerman, R. Weinstein et al.: Patterns of Gallium-67 scintigraphy in patients with acquired immunodeficiency syndrome and the AIDS related Complex. J. Nucl. Med. **28** (1987) 1103 – 1106.

[12] Tatsch, K., P. Knesewitsch, C. M. Kirsch, G. Küffer et al.: Stellenwert der ^{67}-Ga-Szintigraphie in der Primärdiagnostik und Verlaufsbeurteilung opportunistischer Pneumonien bei Patienten mit AIDS. J. Nucl. Med. **27** (1988) 219 – 225.

[13] Kramer, E. L., J. H. Sanger, S. M. Garay et al.: Diagnostic implications of Ga-67 chest-scan patterns in human immunodeficiency virus-seropositive patients. Radiology **170** (1989) 671 – 676.

[14] Hartelius, H., J. Gaub, L. Ingemann-Jensen et al.: Computed tomography of the lungs in acquired immunodeficiency syndrome. Acta Radiol. **29** (1988) 641–644.

[15] O'Doherty, M. J., C. J. Page, C. S. Bradbeer et al.: Alveolar permeability in HIV patients with pneumocystis carinii pneumonia. Genitourin. Med. **63** (1987) 268–270.

[16] O'Doherty, M. J., C. J. Page, C. S. Bradbeer et al.: The place of lung ^{99m}Tc DTPA transfer in the investigation of lung infections in HIV positive patients. Respir. Med. **83** (1989) 395–401.

[17] Konietzko, N.: Bedeutung der Lungenfunktion zur Diagnostik der Pneumocystis carinii Pneumonie. In: M. Dietrich (Hrsg.): Die Pneumocystis carinii Pneumonie, S. 43–55. Springer-Verlag 1989.

[18] Shaw, R. J., C. Roussak, S. M. Forster et al.: Lung function abnormalities in patients infected with human immunodeficiency virus with and without overt pneumonitis. Thorax **43** (1988) 436–440.

[19] Smith, D. E., A. Mcluckie, J. Wyatt et al.: Severe exercise hypoxemia with normal or near normal x-rays: a feature of Pneumocystis carinii infection. Lancet **2** (1988) 1049–1051.

[20] Pedersen, U., I. M. Hansen, J. Böttzauw: The diagnostic role of fiberoptic bronchoscopy in AIDS patients with suspected Pneumocystis carinii pneumonia. Arch. Otorhinolaryngol **246** (1989) 362–364.

[21] von Eiff, M., W. Fegeler, J. v de Loo: Bronchoskopische Diagnostik von Lungeninfiltraten bei Patienten mit zellulärer Abwehrschwäche. Dtsch. Med. Wochenschr. **113** (1988) 683–685.

[22] Klech, H., W. Pohl: Technical recommendations and guidelines for bronchoalveolar lavage (BAL). Eur. Respir. J. **2** (1989) 561–585.

[23] Yoo, O. H., H. S. H. Choi, R. A. Cucco: Pneumocystis carinii pneumonia in the acquired immunodeficiency syndrome: Diagnosis using minilavage samples. South. Med. J. **82** (1989) 829–832.

[24] Xaubet, A., A. Torres, F. Marco et al.: Pulmonary infiltrates in immunocompromised patients. Chest. **95** (1989) 130–135.

[25 Milligan, S. A., J. M. Luce, J. Golden et al.: Transbronchial biopsy without fluoroscopy in patients with diffuse roentgenographic infiltrates and the acquired immunodeficiency syndrome. Am. Rev. Respir. Dis. **137** (1988) 486–488.

[26] Kovacs, J. A., V. L. Ng, H. Masur et al.: Diagnosis of pneumocystis carinii pneumonia: Improved detection in sputum with use of monoclonal antibodies. N. Engl. J. Med. **318** (1988) 589–593.

[27] Elvin, K. M., A. Björkman, E. Linder et al.: Pneumocystis carinii pneumonia: detection of parasites in sputum and bronchoalveolar lavage fluid by monoclonal antibodies. BMJ. **297** (1988) 381–384.

[28] Zaman, M. K., O. J. Wooten, B. Suprahmanya et al.: Rapid noninvasive diagnosis of pneumocystis carinii from induced liquefied sputum. Ann. Intern. Med. **109** (1988) 7–10.

[29] Chatterton, J. M. W., A. W. L. Joss, H. Williams et al.: Pneumocystis carinii antibody testing. J. Clin. Pathol. **42** (1989) 865–868.

[30] Zaman, M. K., D. A. White: Serum lactate dehydrogenase levels and pneumocystis carinii pneumonia. Am. Rev. Respir. Dis. **137** (1988) 796–800.

[31] Gal, A. A., E. C. Klatt, M. N. Koss et al.: The effectiveness of bronchoscopy in the diagnosis of pneumocystis carinii and cytomegalovirus pulmonary infections in acquired immunodeficiency syndrome. Arch. Pathol. Lab. Med. **111** (1987) 238 – 241.

[32] Tollerud, D. J., T. A. Wesseler, Kim C. Kurtis et al.: Use of a rapid differential stain for identifying pneumocystis carinii in bronchoalveolar lavage fluid. Chest **95** (1989) 494 – 497.

[33] Lundgren, J. D., M. Orholm, T. L. Nielsen et al.: Bronchoscopy of symptom free patients infected with human immunodeficiency virus for detection of pneumocystis. Thorax **44** (1989) 68 – 69.

[34] Francis, N. D., R. D. Goldin, S. M. Forster et al.: Diagnosis of lung disease in acquired immune deficiency syndrome: biopsy or cytology and implications for management. J. Clin. Pathol. **40** (1987) 1269 – 1273.

Pharmakokinetik von Pentamidin bei knochenmarktransplantierten und AIDS-kranken Patienten

H.-F. Vöhringer, K. Arasteh

Abstract

Pharmacokinetic investigations with pentamidine in patients with AIDS and before/after bone marrow transplantation yield corresponding findings: After parenteral application the substance is predominantly distributed in peripheral compartments (distribution volume 140 – 180 l/kg b. w.). The elimination pattern is biphasic or non-linear, in the terminal phase a pulmonary half-life of 92 days was measured [7]. Due to the low pulmonary clearance the plasma concentrations of pentamidine are mostly non detectable after aerosolized administration. After inhalation the daily elimination of the unchanged substance in urine is about 100 times smaller than after intravenous infusion and amounts at median to 0.06 – 0.12% and 3 – 4% of the dose respectively. The disposition of the diamidine is thought to be determined by intracellular binding processes, which may reflect the 90% extrarenal clearance and the slow elimination rate.

Zusammenfassung

Pharmakokinetische Untersuchungen mit Pentamidin zeigen bei AIDS-kranken und knochenmarktransplantierten Patienten übereinstimmende Befunde: Nach parenteraler Applikation wird die Substanz vornehmlich in peripheren Kompartimenten verteilt (Veteilungsvolumen 140 – 180 l/kg KG). Die Elimination verläuft biphasisch oder nicht linear, in der langsamen terminalen Phase wurden pulmonale Halbwertszeiten von 92 Tagen gefunden [7]. Die geringe pulmonale Clearance erklärt überwiegend nicht meßbare Plasmakonzentrationen von Pentamidin nach Inhalation. Im Urin sind die täglichen Ausscheidungsmengen von unveränderter Substanz nach Inhalation etwa 100mal geringer als nach intravenöser Infusion und betragen im Median 0,06 – 0,12% bzw. 3 – 4% der Dosis. Aufgrund der über 90%igen extrarenalen Clearance und der langsamen Elimination werden intrazelluläre Bindungsprozesse vermutet, die für die Disposition des Diamidins verantwortlich sind.

Einleitung

Pentamidin ist ein aliphatisches Diamidin mit klinisch gesicherter Wirkung gegenüber der afrikanischen Schlafkrankheit, der Leishmaniose sowie der Pneumocystis-carinii-Pneumonie. Obwohl die Substanz bereits 1930 synthetisiert wurde, ist der genaue Wirkungsmechanismus bislang unbekannt und die Kenntnis der quantitativen Auseinandersetzung des Pharmakons mit dem menschlichen Organismus lückenhaft. Die Gründe hierfür sind in erster Linie darin zu sehen, daß Pentamidin zu toxisch ist, um bei gesunden Versuchspersonen appliziert werden zu können. Einer im Mittel 25%igen Nebenwirkungsquote nach parenteraler Gabe steht ein nahezu unbedeutendes Toxizitätsprofil nach inhalativer Applikation des Diamidins gegenüber [10, 13]. In kontrollierten Untersuchungen hat sich die neue pharmazeutische Zubereitung des Aerosols zudem sowohl in der Therapie als auch in der Prophylaxe der Pneumocystis-carinii-Pneumonie bei AIDS-Patienten als wirksam erwiesen [9, 11]. Die Ursachen für das unterschiedliche Toxizitätsprofil nach intravenöser und inhalativer Applikation scheinen vornehmlich in der geringen pulmonalen Clearance bzw. geringen systemischen Absorption der Substanz nach Aerosol-Anwendung zu liegen. Im folgenden soll daher versucht werden, einige pharmakokinetische Merkmale des Pentamidins beim Menschen aufzuzeigen.

Pentamidin intravenös

Nach einmaliger intravenöser o. intramuskulärer Injektion von 4 mg/kg KG Pentamidin-Isethionat haben Conte et al. [2, 3] beim Menschen mit einer HPLC-Methode maximale Plasmakonzentrationen von im Mittel 209 – 612 ng/ml gemessen. Aus dem über 24 h beobachteten Konzentrationsverlauf wurden in einem offenen 2-Kompartmentmodell ein Verteilungsvolumen von 300 – 3800 l, eine Eliminationshalbwertszeit von nur 5 – 11 h und eine Plasmaclearance von 160 – 400 l berechnet. Aufgrund der im Urin gefundenen Pentamidinmengen betrug die renale Clearance der Substanz maximal 10 – 30 l/h, dementsprechend die tägliche Ausscheidungsmenge im Mittel 2,5 – 4% der applizierten Dosis. Eine Elimination von Pentamidin über den Stuhl ist unbekannt bzw. nicht untersucht worden.

In einer eigenen Untersuchung [14] haben wir den Plasmakonzentrationsverlauf und die Elimination im Urin nach täglicher intravenöser Infusion von ebenfalls 4 mg/kg KG Pentamidin-Isethionat bei 10 AIDS-kranken Patienten über 21 Tage verfolgt. Im Plasma wurde hierbei ein kontinuierlicher Anstieg der minimalen Pentamidinkonzentrationen bis zum achten Behandlungstag und danach ein Fließgleichgewicht zwischen im Median 80 und 100 ng/ml festgestellt. Aus den im Urin gewonnenen Daten wurde analog bis zum 6. Behandlungstag eine pro 24 h

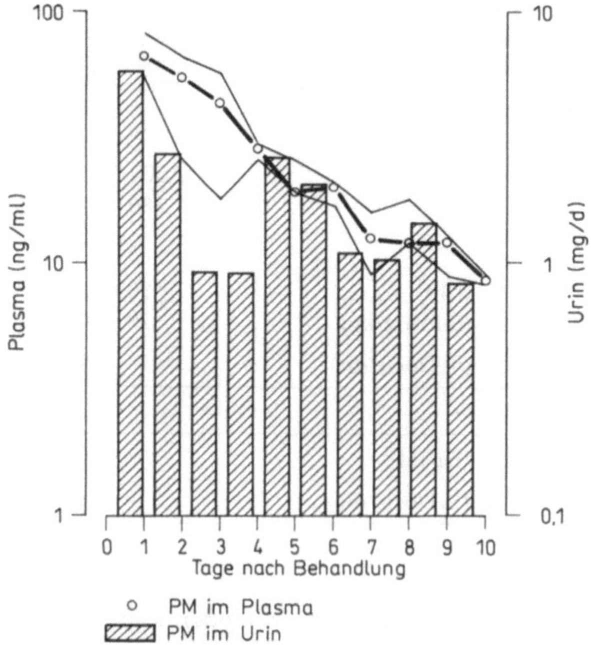

Abb. 1. Plasmakonzentrationsverlauf und Ausscheidung von Pentamidin im Urin nach täglicher Applikation von 300 mg i. v. über 19 Tage bei 4 AIDS-Patienten. Median mit x_{min}/x_{max}.

zunehmende und danach bis zum gewählten Untersuchungsende von 21 Tagen eine in etwa gleichbleibende Elimination von 5–7 mg Pentamidin-Base pro 24 h gemessen. Bei 4 Patienten konnte die Disposition der Substanz im Plasma und im Urin zudem nach Absetzen der Medikation über 10 Tage beobachtet werden. Im Gegensatz zum Urin verliefen die Konzentrationsabnahmen in diesem Zeitraum im Plasma mit einer mittleren Halbwertszeit von 4 Tagen linear (Abb. 1). Zusammengefaßt zeigten die Ergebnisse eine im Prinzip übereinstimmende Kinetik der Substanz nach einmaliger und nach mehrfacher Applikation: Nach intravenöser Gabe weist Pentamidin ein enorm hohes Verteilungsvolumen, eine hohe totale Plasmaclearance und eine im Verhältnis hierzu verschwindend geringe renale Elimination auf (Tab. 1).

Das ungewöhnlich hohe Verteilungsvolumen scheint die entscheidende pharmakokinetische Determinante in der Disposition von Pentamidin zu sein. Der Befund weist darauf hin, daß das Pharmakon innerhalb eines noch unbekannten Zeitraumes aus dem Serum in periphere Kompartimente verteilt und dort – unter Berücksichtigung der minimalen renalen Clearance – nur extrem langsam freigesetzt wird. Insofern repräsentiert die angegebene Halbwertszeit von ca. 4 Tagen

Tab. 1. Pharmakokinetische Daten von Pentamidin nach intravenöser (n = 10) und inhalativer (n = 22) Applikation von Pentamidin bei AIDS-Patienten

		Intravenöse Applikation	
Plasmakonzentration	(ng/ml)	80	100
Verteilungsvolumen	(l)	12 500	10 000
	(l/kg)	180	140
Halbwertszeit	(d)	4	4
Totale Clearance	(l/h)	90	70
	(ml/min/kg)	20	17
Tgl. Elimination im Urin	(% Dosis/die)	3 – 4	
		Inhalation	
Plasmakonzentration	(ng/ml)	0 – 2	
Tgl. Elimination im Urin	(% Dosis/die)	0,06 – 0,12	

möglicherweise lediglich eine erste Eliminationsphase oder, kaum plausibel, eine Halbwertszeit in der Verteilungsphase, wobei das angenommene „steady state“ im Plasma nach 8 Behandlungstagen ein Pseudostate-Equilibrium darstellen würde. In Konsequenz dieser Interpretation besteht daher entweder die Möglichkeit einer nicht-linearen und/oder einer biphasischen Eliminationskinetik mit Bindung der Substanz in subzellulären Strukturen, wie sie nach intravenöser Infusion mit den bisherigen Untersuchungsmethoden beim Menschen noch nicht evaluiert werden konnte. Die unter quantitativen Gesichtspunkten wesentliche Elimination von Pentamidin würde dann aus einem sogenannten tiefen Kompartiment mit noch unbekannter Lokalisation erfolgen.

Im Tierversuch (Maus/Ratte) kann Pentamidin nach parenteraler Injektion bis zu 25 Tage in Niere, Leber und anderen Organen nachgewiesen werden [16]. Die Elimination aus Leber und Niere erfolgt biphasisch mit einer deutlich verlangsamten terminalen Phase. In Autopsie-Gewebeproben haben Bernard et al. [1] eine zunehmende Pentamidin-Konzentration in Relation zur Dauer der vorherigen Therapie festgestellt. Aus den in der eigenen Untersuchung [14] gemessenen Plasmakonzentrationsverläufen kann jenseits des 13. Behandlungstages ein definitiv weiteres langsames Ansteigen der Konzentrationszeitkurve nicht völlig ausgeschlossen werden. Insofern kann die Frage einer Kumulation der Substanz nach repetierter intravenöser/intramuskulärer Gabe mit einer biphasischen und/oder nicht-linearen Eliminationskinetik bislang nicht schlüssig beantwortet werden.

Pentamidin-Aerosol

Im Tierversuch (Ratte) sind in der Lunge nach Aerosoltherapie 2 – 100fach höhere Pentamidinkonzentrationen gemessen worden als in Leber und Niere, gegenüber der systemischen Zirkulation betrug der Faktor 10^4 [5]. Pentamidin ist in der Lunge der Ratte noch 60 Tage nach inhalierter Applikation nachweisbar – ein Befund, der wiederum auf eine hohe Gewebeaffinität der Substanz und eine geringe pulmonale Clearance hinweist [6].

Bei AIDS-Patienten konnten nach einer einmaligen 4 mg/kg KG Pentamidin-Inhalation, die über 30 – 45 min dauerte, Plasmakonzentrationen lediglich über einen Zeitraum von 2 h gemessen werden mit einer c_{max} von 25 ng/ml nach 40 min. Von 2 bis 24 h war die Pentamidin-Base nicht mehr nachweisbar [4]. Die Plasmakonzentration wird bis auf das 10fache gesteigert, wenn Pentamidin mittels mechanischer Ventilation inhaliert wird [8]. Der Befund eines niedrigen oder nicht mehr nachweisbaren Plasmaspiegels konnte auch bei knochenmarktransplantierten Patienten, die vor und nach Transplantation Pentamidin zur Prophylaxe einer PcP inhaliert hatten, erhoben bzw. bestätigt werden (Tab. 2 – Einzelheiten der klinischen Untersuchung s. Beitrag H. Link). Bei 60% der insgesamt 57 Plasmaproben, die möglichst unmittelbar nach der Inhalation gewonnen wurden, war Pentamidin unterhalb der Nachweisgrenze (< 2 ng/ml) und bei 40% zeigten die Konzentrationen eine hohe Variabilität mit einem Median von 20 ng/ml. Die unterschiedliche Größenordnung der Konzentrationen bei AIDS-Kranken und knochenmarktransplantierten Patienten erklärt sich aus der unterschiedlichen Dosis: AIDS-Patienten wurde jeweils eine 5fach größere Substanzmenge zur Inhalation angeboten.

Tab. 2. Plasmakonzentrationen von Pentamidin bei knochenmarktransplantierten Patienten (n = 22) vor und unmittelbar nach Inhalation von je 60 mg in 4 Zeitintervallen (57 Plasmaproben) (s. Abb. 2)

vor Inhalation	nach Inhalation
n. n.	60% = n. n.
	40% = 19,9 ng/ml (Median)
	(2 – 128)

Die geringen Plasmakonzentrationen nach Inhalation koinzidieren mit einer geringen Pentamidin-Ausscheidung über den Urin. In eigenen Untersuchungen [15] haben AIDS-kranke Patienten täglich entweder 300 mg (n = 10) oder 600 mg (n = 12) Pentamidin-Isethionat über einen Druckluftvernebler (Respirgard II) inhaliert. Aus den Eliminationsdaten im Urin wurde zwischen dem 10. und 20. Behandlungstag eine tägliche Ausscheidung von 0,2 bis 0,4 mg Pentamidin-Base

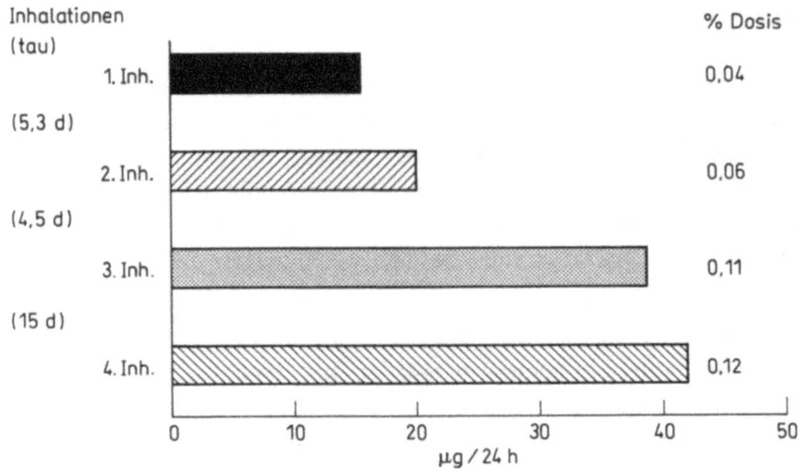

Abb. 2. Mediane Elimination von Pentamidin im ersten 24 h-Urin nach Inhalation von je 60 mg bei knochenmarkstransplantierten Patienten in 4 Zeitintervallen (tau).

für die 600 mg Dosis und von 0,1 mg für die 300 mg Dosis berechnet. Im Vergleich zur intravenösen Gabe sind damit nach Inhalation sowohl der identischen (300 mg) als auch der doppelten Dosis (600 mg) die täglichen Ausscheidungsmengen von unverändertem Pentamidin im Urin etwa 100mal geringer und betragen im Median zwischen 0,06 und 0,12% der täglich inhalierten Dosis (Tab. 1). Nahezu identische Pharmakonmengen sind auch von Conte und Golden [4] im Urin von AIDS-Patienten nach Inhalation von 4 mg/kg KG Pentamidin über einen Ultraschallvernebler (Ultravent) gemessen worden.

Bei den knochenmarktransplantierten Patienten, die über einen Zeitraum von im Mittel 15 Tagen 4mal je 60 mg Pentamidin-Isethionat inhaliert hatten (s. Beitrag H. Link), zeigte die der jeweiligen Inhalation folgende 24 h-Ausscheidungsmenge im Urin eine ähnlich unbedeutende Größenordnung (Abb. 2): Nach der 4. Inhalation konnten im Median nur 42 µg Pentamidin-Base pro 24 h oder 0,12% der inhalierten Dosis gefunden werden.

Die offensichtlich geringe pulmonale Clearance der Substanz nach Inhalation wird auch durch Messungen des Konzentrationsverlaufes im Lungengewebe sowie in der Bronchiallavage bestätigt. Im Sediment von Lavageflüssigkeiten wurden 18 – 24 h nach einer Inhalationstherapie 10 – 100fach höhere Pentamidin-Konzentrationen gemessen als nach einer intravenösen Dosis, wobei die mittlere Konzentration im Überstand nach Aerosolgabe noch doppelt so hoch war wie im Sediment nach i. v. Verabfolgung [12]. Das Pharmakon kann noch Wochen nach Beendigung der Therapie – in abnehmender Konzentration – in der Bronchiallavage nachgewiesen werden [4]. Im Lungengewebe von thorakotomierten Patienten haben Farinotti et al. [7] einen biphasischen Konzentrationsverlauf von Pentamidin festgestellt, mit einer Verteilungshalbwertszeit von annähernd 4 Tagen und einer anschließenden Eliminationsphase, für die eine extrem lange Halbwertszeit von ca. 92 (!) Tagen berechnet wurde. Darüber hinaus bestand eine gute Korrelation zwischen den Substanzkonzentrationen im Lungengewebe und in der kurz vor der Operation durchgeführten Bronchiallavage.

Es erscheint naheliegend, die nach inhalativer Applikation gewonnenen pharmakokinetischen Daten in Analogie zu den nach intravenöser Infusion erhobenen Befunden zu setzen. Danach entspräche die gemessene Halbwertszeit von 4 Tagen (Tab. 1) tatsächlich einer Verteilungshalbwertszeit. Die Größenordnung der anschließenden Eliminationsphase wäre in Monaten anzugeben. Der Analogieschluß hätte für die Therapie eine enorme Bedeutung: Unter der Voraussetzung einer linearen Pharmakokinetik ist die vollständige Verteilungsphase erst nach ca. 20 Tagen erreicht. Eine Sättigungstherapie bzw. -dosis über wenige Tage für schwer erkrankte Patienten – und nur Patienten mit schwerer Pneumocystose erhalten derzeit Pentamidin intravenös – wäre die unabdingbare Konsequenz. Eine Erhaltungsdosis könnte und müßte vor dem Hintergrund des erheblichen Toxizitätsprofils gänzlich entfallen.

In der Prophylaxe der PcP reichen offensichtlich die Lungenkonzentrationen von Pentamidin aus, die nach einer einmaligen Inhalation von 300 mg erzielt werden. Ein monatliches Applikationsintervall hat sich klinisch als wirksam erwiesen. Für die intravenöse Therapie der PcP wäre ein solches Dosierungsschema aus Befunden errechnet, die eine über 90%ige extrarenale Clearance voraussetzt und von einer fehlenden Biotransformation der Substanz ausgeht. Diese Imponderabilien sind jedoch noch nicht erwiesen bzw. untersucht.

Die Interpretation einer einheitlichen Pharmakokinetik von Pentamidin nach Inhalation und Infusion berücksichtigt nicht den Befund, daß bei der Ratte nach Aerosolgabe die Lunge und nach i. m. Injektion Leber und Milz die bei weitem höchsten Substanzkonzentrationen enthielten [6]. Die Eliminationsgeschwindigkeiten in der terminalen Phase waren bei der Maus zwischen Leber, Niere und allen anderen Organen jeweils unterschiedlich [16]. Darüber hinaus sind die subzelluläre Verteilung der Substanz unbekannt und intrazelluläre Bindungsprozesse möglicherweise zwischen den Organen Leber, Niere und Lunge verschieden. Nach Debs et al. [5] erscheint es möglich, daß multiple positiv geladene Aminogruppen des Pentamidin-Moleküls enge Bindungen zu einer Reihe von negativ geladenen zellulären Makromolekülen, einschließlich sauren Phospholipiden eingehen. Die Kenntnis der Bindungseigenschaften erscheint daher von wesentlicher Bedeutung für das weitere Verständnis der komplizierten Pharmakokinetik der Substanz.

Danksagung:
Die Autoren danken Frau G. Kessner und Frau B. Redies für ihre ausgezeichnete technische Assistenz.

Literatur

[1] Bernard, E.M., H.J. Donnelly, M.P. Maher et al.: Use of a bioassay to study pentamidine pharmacokinetics. J. Infect. Dis. **152** (1985) 750–754.

[2] Conte, J.E., R.A. Upton, R.T. Phelps et al.: Use of a specific and sensitive assay to determine pentamidine pharmacokinetics in patients with Aids. J. Infect. Dis. **154** (1986) 923–929.

[3] Conte, J.E., R.A. Upton, E.T. Lin: Pentamidine pharmacokinetics in patients with AIDS with impaired renal function. J. Infect. Dis. **156** (1987) 885–890.

[4] Conte, J.E., J.A. Golden: Concentrations of aerosolized pentamidin in bronchoalveolar lavage, systemic absorption, and excretion. Antimicrob. Agents Chemother. **32** (1988) 1490–1493.

[5] Debs, R.J., R.M. Straubinger, E.N. Brunette et al.: Selective enhancement of pentamidine uptake in the lung by aerosolization and delivery in liposomes. Am. Rev. Respir. Dis. **135** (1987) 731–737.

[6] Farinotti, R., M.B. Pascaud, P.M. Girard et al.: Comparison of tissular disposition of pentamidine mesylate in the rat after aerosol or parenteral administration. J. Infect. Dis. **160** (1989) 507–512.

[7] Farinotti, R., A. Certain, P.M. Girard et al.: Pharmacokinetics of pentamidine following aerosolization. J.A.M.A. **6** (Suppl.) (1990) 39–43.

[8] Girard, P.M., B. Clair, A. Certain et al.: Comparison of plasma concentration of aerosolized pentamidine in nonventilated and ventilated patients with pneumocystosis. Am. Rev. Respir. Dis. **140** (1989) 1607–1610.

[9] Girard, P.M., C. Gaudebout, Ph. Lottin et al.: Prevention of pneumocystis carinii pneumonia relapse by pentamidine aerosol in zidovudine-treated AIDS-patients. Lancet **1** (1989) 1348–1353.

[10] L'age, M., K. Arasteh: Unerwünschte Arzneimittelwirkungen unter Pentamidin-Inhalation. Med. Klin. **85** (1990) 225–257 (Sondernummer 2).

[11] Montgomery, A.B., J.M. Luce, J. Turner: Aerosolized pentamidine as sole therapy for pneumocystis carinii pneumonia in patients with the acquired immunodeficiency syndrome. Lancet **2** (1987) 480–482.

[12] Montgomery, A.B., R.J. Debs, J.M. Luce et al.: Selective delivery of pentamidine to the lung by aerosol. Am. Rev. Respir. Dis. **137** (1988) 477–478.

[13] Salomone, F.R., B.A. Cunha: Update of pentamidine for the treatment of pneumocystis carinii pneumonia. Clin. Pharm. **7** (1988) 501–510.

[14] Vöhringer, H.F., K. Arasteh: Disposition of pentamidine after intravenous and inhaled application in AIDS-patients. Clin. Pharmacol. Ther. **47** (1990) PIII-121.

[15] Vöhringer, H.F., K. Arasteh, I. Hardtmann et al.: Pharmakologische Untersuchungen mit Pentamidin-Aerosol bei HIV-Patienten. Med. Klin. **85** (1990) 248–250 (Sondernummer 2).

[16] Waalkes, T.P., D.R. Makulu: Pharmacological aspects of pentamidine. Natl. Cancer Inst. Monogr. **43** (1976) 171–176.

Pneumocystis-carinii-Prophylaxe nach Knochenmarktransplantation mit Pentamidin-Inhalationen

H. Link, A. Schwardt, W. Bär, H.-F. Vöhringer, F. Wingen, M. Haen, G. Ehninger

Abstract

After bone marrow transplantation (BMT) there is a 10% risk of acquiring a pneumonia caused by Pneumocystis carinii (PcP) if no prophylaxis is used. So far cotrimoxazol is the standard treatment from day −14 before to day +180 after BMT. This substance may however cause allergic reactions, may augment the risk of nephrotoxicity of other drugs and may be myelosuppressive.

However in numerous studies pentamidine-isethionat has proved to effectively prevent PcP in patients with AIDS. Therefore pentamidine-isethionat inhalation was used in 30 patients for prophylaxis of PcP before BMT and every 28 days after BMT until day 180. It could be shown that 60−300 mg of pentamidine can be given safely. The main side effects were cough and dyspnea in some patients, therefore salbutamol inhalation was applied before inhalation. Only minimal amounts of pentamidine could be detected in plasma and urine after application. No toxic side effects and no Pneumocystis carinii pneumonia were observed.

We conclude that the inhalation of pentamidine-isethionat is nontoxic, easy to apply, has only mild side effects and thus represents a convenient way to prevent PcP after BMT. We now apply 100−300 mg pentamidine (dependent on the type of inhaler) twice before BMT and thereafter once per month for six months.

Zusammenfassung

10% der Patienten nach Knochenmarktransplantation (KMT) erkranken an einer Pneumonie durch Pneumocystis carinii, wenn keine Prophylaxe durchgeführt wird. Bisher gilt Cotrimoxazol als das Standardmedikament, das in der Regel zwischen Tag 14 vor bis Tag 180 nach der Knochenmarktransplantation verwendet wird. Diese Substanz kann jedoch allergische Reaktionen hervorrufen, das Risiko der Nephrotoxizität anderer Medikamente erhöhen und ist potentiell myelosuppressiv.

Neuerdings konnte in zahlreichen Studien gezeigt werden, daß mit Pentamidin-Isethionat Pneumocystis-carinii-Pneumonien bei AIDS-Patienten verhütet werden können. Es wurde daher bei 30 Patienten die Pentamidin-Isethionat-Inhalation zur Prophylaxe vor und alle 28 Tage nach der Knochenmarktransplantation bis Tag 180 angewendet. Es zeigte sich, daß Pentamidin in einer Dosis von 60–300 mg sicher gegeben werden kann. Die wichtigsten Nebenwirkungen waren Husten und Atemnot bei einigen Patienten. Aus diesem Grunde wurde eine zusätzliche Salbutamol-Inhalation vor der Pentamidin-Inhalation eingeführt. Es konnten nur geringe Mengen von Pentamidin im Plasma und im Urin nach der Pentamidingabe nachgewiesen werden. Es wurden keine toxischen Nebenwirkungen und keine Pneumocystis-carinii-Pneumonie beobachtet.

Wir schließen aus unseren Beobachtungen, daß die Inhalation von Pentamidin-Isethionat nicht toxisch ist, leicht angewendet werden kann und nur geringe Nebenwirkungen hat. Die Pentamidin-Inhalation stellt daher eine einfache Prophylaxemöglichkeit der Pneumocystis-carinii-Pneumonie nach der Knochenmarktransplantation dar. Je nach Art des Inhalationsgerätes verwenden wir derzeit 100–300 mg Pentamidin zweimal vor der Knochenmarktransplantation und anschließend einmal monatlich für insgesamt sechs Monate.

Einleitung

Bei dem Erreger Pneumocystis carinii handelt es sich um einen Parasiten, den viele Menschen in sich tragen. Er wird überwiegend in den Lungenalveolen nachgewiesen. Es besteht eine Durchseuchung von 90 Prozent. Die Pneumocystis-carinii-Pneumonie (PcP) tritt bei bis zu zehn Prozent der Patienten nach Knochenmarktransplantation auf, wenn keine prophylaktische Therapie mit Cotrimoxazol (CTX) über einen Zeitraum von mindestens sechs Monaten durchgeführt wird. Diese Substanz hat jedoch einige Nachteile wie Myelosuppression und Nephrotoxizität, die insbesondere nach der Knochenmarktransplantation unerwünscht sind. Im Gegensatz dazu kann Pentamidin-Aerosol direkt bis in die Alveolen gebracht werden, wo Pneumocystis carinii normalerweise konzentriert vorkommt. Pentamidin hat in der Lunge eine lange Gewebehalbwertszeit mit geringer systemischer Medikamentenkonzentration und Toxizität [4]. Bei Patienten mit AIDS gelang es, mit Pentamidin-Aerosol die Pneumocystis-carinii-Pneumonie erfolgreich zu behandeln und das Rezidiv zu verhüten [1]. Je nach verwendeter Dosierung mußte alle zwei oder vier Wochen mit Pentamidin inhaliert werden [2]. Wenn dieses Konzept auch nach der Knochenmarktransplantation ohne Toxizität anwendbar wäre, könnte es die bisher übliche Cotrimoxazol-Prophylaxe ersetzen.

Das Ziel dieser Studie war herauszufinden, ob die Inhalation mit Pentamidin-Isethionat nach KMT praktikabel und weniger toxisch als Cotrimoxazol ist. Es sollte die Toxizität, Verträglichkeit, Sicherheit und Wirksamkeit von Pentamidin-Isethionat als Aerosol und die Compliance der Patienten nach Knochenmarktransplantation geprüft werden. Die ultrahohe Strahlen- und Chemotherapie vor der KMT führt in der Regel zur kompletten, jedoch passageren Schleimhautnekrose im Mund und Gastrointestinaltrakt. Die Bronchialschleimhaut wird ebenfalls, jedoch wesentlich geringer geschädigt. Es ist daher denkbar, daß Pentamidin leichter in den Kreislauf übertreten kann. Zur Klärung dieser Frage sollte regelmäßig die Pentamidinkonzentration im Plasma und Urin bestimmt werden.

Patienten und Methoden

Insgesamt sollten 30 Patienten nach der allogenen oder autologen Knochenmarktransplantation in die Studie aufgenommen werden. Die untere Altersgrenze lag bei 18 Jahren. Es waren normale Lungenfunktionsparameter, normale Blutkreislaufwerte, ein normaler Röntgen-Thoraxbefund, eine gute Kooperationsfähigkeit und die Einwilligung zur Behandlung erforderlich.

Patienten: Es wurden alle Patienten mit einer Indikation zur Knochenmarktransplantation aufgenommen mit den folgenden Erkrankungen (Zahl der Patienten in Klammern):

Akute myeloische Leukämie (5)
Akute lymphoblastische Leukämie (4)
Chronisch-myeloische Leukämie (10)
Non-Hodgkin-Lymphome (2)
Morbus Hodgkin (5).

Ausschlußkriterien: Radiologisch erkennbare Lungeninfiltrate, klinische Symptome einer pulmonalen Infektion, $pO_2 \leq = 80$ mmHg, akute lebensbedrohliche Infektion, Asthma-Anamnese, Betablocker-Therapie, aktuelle Therapie mit einem anderen gegen Pneumocystis carinii wirksamen Medikament, orale Ulzerationen, die keine adäquate Inhalation erlauben.

Therapieplan: Die Behandlungsdauer erstreckte sich über 9 Monate, Behandlungsbeginn war 14 Tage vor der Knochenmarktransplantation (Abb. 1). Während der ersten fünf Inhalationen wurde regelmäßig die Plasma- und Urinkonzentration von Pentamidin mit der HPLC-Methode bei insgesamt 10 Patienten bestimmt. Zwischen Tag −14 und +14 nach der Knochenmarktransplantation wurden insgesamt vier Inhalationen mit jeweils 60 mg Pentamidin durchgeführt. Von Tag

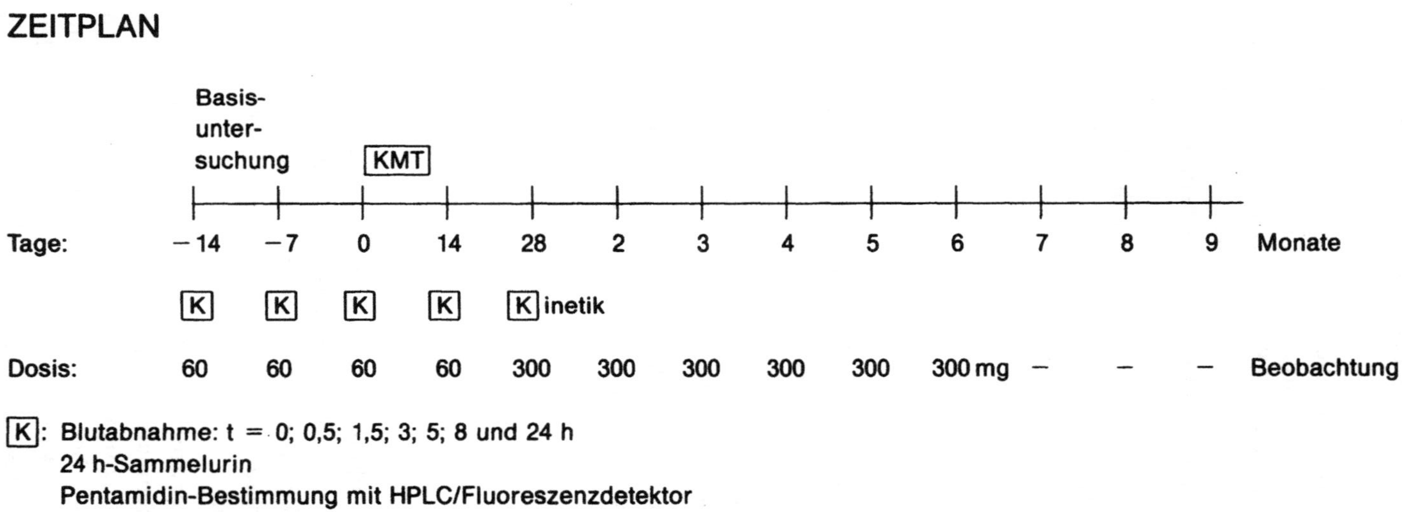

Abb. 1. Zeitplan der Inhalationen und Untersuchungen nach Knochenmarktransplantation

28 wurde dann in monatlichen Intervallen bis sechs Monate nach der Knochenmarktransplantation (KMT) jeweils mit 300 mg Pentamidin inhaliert.

Inhalationsgeräte: Zur Inhalation wurden nur Geräte verwendet, bei denen sicher Tröpfchengrößen von 1 – 5 µm erreicht wurden und deren Verwendbarkeit zur PcP-Prophylaxe geprüft und etabliert war. Es waren dies PortaSonic und Respirgard II. Vor der Inhalation wurden 2 Hübe Salbutamol gegeben. Zur Inhalation sollte eine Nasenklemme getragen werden.

Ergebnisse

Vom 15. 2. bis 3. 11. 1989 wurden 30 Patienten in die Studie aufgenommen, von denen 26 auswertbar waren. Die Beobachtungsdauer betrug 36 bis 258 Tage. Insgesamt wurden 154 Inhalationen durchgeführt. Bisher trat keine Pneumonie mit Pneumocystis carinii auf.

Vorzeitiges Studienende: Ursachen mit Anzahl der Patienten (in Klammern)

Tod durch Grunderkrankung (2)
Tod durch CMV-Pneumonie (2)
Verbotene Begleitmedikation (3)
Verlegung (2)
Mangelnde Compliance (2)
Arzneimittelnebenwirkung (1)

Unerwünschte Arzneimittelwirkungen: Die wesentlichsten Nebenwirkungen waren Husten und Dyspnoe, Brennen und Kratzen im Hals und leicht vermehrter Speichelfluß.

Plasma- und Urin-Konzentrationsuntersuchungen: Pentamidin konnte kurz nach der Inhalation in geringen Mengen im Plasma nachgewiesen werden. Diese Werte lagen nicht höher als bei den Patienten ohne Knochenmarktransplantation und ohne Schleimhautschäden. Im Urin wurden innerhalb von 24 Stunden nach Inhalation geringe Mengen Pentamidin nachgewiesen.

Diskussion

Die Anwendung der Pentamidin-Inhalationsprophylaxe stützte sich auf die günstigen Erfahrungen bei AIDS-Patienten [1]. Zur PcP-Prophylaxe wurde Pentamidin in einer Dosis von 30 – 600 mg pro Inhalation verwendet. Obwohl zu Studienbeginn keine kontrollierten Dosisfindungsstudien vorlagen, zeigte sich, daß 60 mg alle zwei Wochen oder 300 mg monatlich effektiv zur PcP-Prophylaxe eingesetzt werden können. Die Plasma-Pentamidin-Spiegel waren in diesen Studien, verglichen mit denen, die mit einer intravenösen Therapie erreicht wurden, sehr gering [1, 4].

Kürzlich wurde in einer randomisierten Vergleichsstudie zur PcP-Prophylaxe bei AIDS-Patienten gezeigt, daß mit 300 mg Pentamidin-Aerosol alle vier Wochen die geringste Zahl an PcP-Pneumonien auftrat [2].

Nachteile der bisher regelmäßig durchgeführten PcP-Prophylaxe mit *Cotrimoxazol* sind:

1. Eine relativ hohe Rate an allergischen Reaktionen (bei 5 Prozent der Patienten). Dies ist besonders deswegen unerwünscht, da die Differential-Diagnose zu anderen Ursachen eines Hautausschlages wie akute Graft-versus-Host-Reaktion (GvH), Strahlenreaktion oder Virusinfektionen erschwert wird.
2. CTX kann knochenmarksuppressiv wirken. Dies ist insbesondere nach der Knochenmarktransplantation sehr ungünstig.
3. CTX kann die Toxizität häufig verwendeter Substanzen wie Cyclosporin A oder Amphotericin B an der Niere erhöhen.
4. Es besteht das Risiko der Resistenzentwicklung von Pneumocystis carinii gegenüber CTX.
5. Selbst wenn die CTX-Prophylaxe auf das Minimum von zwei Wochentagen pro Woche reduziert wird, bedeutet dies bei einer sechsmonatigen Prophylaxe insgesamt 52 Therapietage mit CTX.
6. Nach der Knochenmarktransplantation werden sehr hohe Anforderungen an die Compliance gestellt. Viele Patienten nehmen deswegen ihre orale Medikation nicht regelmäßig oder sehr unzuverlässig ein. Dadurch erhöht sich das Risiko einer Pc-Pneumonie trotz einer vermeintlich durchgeführten Prophylaxe.

Mit dieser Studie sollte untersucht werden, ob diese Probleme vermieden werden können und ob die Inhalationsprophylaxe mit Pentamidin eine sinnvolle Alternative zur Cotrimoxazolprophylaxe darstellt. Diese ersten Erfahrungen mit der Inhalationsprophylaxe mit Pentamidin-Isethionat nach der Knochenmarktransplantation demonstrierten eine gute Durchführbarkeit dieser Prophylaxe. Die wesentlichste Nebenwirkung war Husten, der durch eine Vorbehandlung mit Salbutamol kupiert werden konnte. Es hat sich bereits jetzt als vorteilhaft herausgestellt, daß durch die geringere Menge an einzunehmenden Medikamenten die Compliance der Patienten für die übrigen, immer noch sehr zahlreich einzunehmenden Medikamente, verbessert werden konnte. Da die Inhalationsprophylaxe während der ambulanten Nachsorgekontrollen des Patienten in der Klinik geschah, war die Therapie auch gut zu überwachen.

Da die Vorbehandlung zur Knochenmarktransplantation, die Konditionierung mit Zytostatika in extrem hohen Dosen und möglicherweise einer Ganzkörperbestrahlung häufig mit Übelkeit und Erbrechen verbunden sind, zeigte sich, daß die Inhalation am Tag −7 vor der Knochenmarktransplantation und am Tag 0 keine günstigen Zeitpunkte waren. Die Inhalation am Tag 14 hat sich ebenfalls als unpraktisch erwiesen, da zu diesem Zeitpunkt sehr viele Patienten in Sterileinheiten untergebracht werden und die Inhalationsgeräte nicht optimal sterilisiert oder desinfiziert werden können. Aufgrund dieser Erfahrungen wurde das Inhalationsprotokoll so vereinfacht, daß vor der KMT zweimal und danach alle vier Wochen für insgesamt sechs Monate inhaliert werden muß.

Unter optimalen Bedingungen wie Vitalkapazitätsatemmanöver und Nasenklemme können mit dem Gerät PortaSonic bei einer Gerätefüllung von 300 mg Pentamidin 46,9 mg in der Lunge deponiert werden, verglichen mit 13 mg mit dem Respirgard II und 10,2 mg mit Pari IS 2 [3]. Ob dies für die klinische Anwendung relevant ist, muß noch geklärt werden. Das Gerät PortaSonic führte in seiner ersten Form häufig zu Hustenreiz, Dyspnoe und Übelkeit, so daß es häufig von den Patienten abgelehnt wurde. In einer überarbeiteten Version jedoch scheinen diese Nachteile überwunden zu sein.

Bei Tieren mit einer experimentell induzierten PcP wurde die lungenspezifische Aerosolbehandlung mit Pentamidin untersucht. Es konnte gezeigt werden, daß Pentamidin-Aerosol einen hohen Lungenspiegel aufweist bei vernachlässigbar niedrigen Serumspiegeln. Bei unseren Untersuchungen wurde bisher keine Toxizität der Pentamidin-Inhalationsprophylaxe beobachtet. Die bisher vorliegenden Daten der Resorption bei unseren Patienten zeigten, daß die resorbierte Menge nicht höher lag als bei Patienten mit AIDS, bei denen wesentlich mehr Erfahrung mit der Inhalationsprophylaxe vorliegt. Das bedeutet, daß die therapiebedingten Schleimhautschäden durch die Konditionierung nicht zu einer verstärkten Penetration von Pentamidin führen.

Eine Pneumocystis-carinii-Pneumonie wurde bisher nicht beobachtet. Jedoch muß hier einschränkend erwähnt werden, daß aus statistisch-methodischen Gründen ein Vergleich mit Cotrimoxazol bei 30 Patienten nicht ausreichend ist, da die CTX-Prophylaxe ebenfalls sehr effektiv ist.

Aus unseren bisherigen Erfahrungen können wir schließen, daß die Inhalationsprophylaxe mit Pentamidin

- leicht durchführbar ist,
- von den Patienten sehr gut akzeptiert wird,
- nicht toxisch ist und
- keine Interaktionen mit anderen Pharmaka aufweist.

Die Inhalationsprophylaxe kann aufgrund des günstigeren Anwendungsprofils an die Stelle der Cotrimoxazol-Prophylaxe treten.

Literatur

[1] Girard, P. M., R. Landman, C. Gaudebout et al.: Prevention of pneumocystis carinii pneumonia relapse by pentamidine aerosol in zidovudine-treated AIDS-patients. Lancet **I** (1989) 348 – 1352.
[2] Leoung, G. S., D. W. Feigal, B. Montgomery et al.: Aerosolized pentamidine for prophylaxis against pneumocystis carinii pneumonia – the San Francisco Community prophylaxis trial. N. Engl. J. Med. **323** (1990) 769 – 775.
[3] Matthys, H., R. Herceg: Lungendeposition von 300 mg und 600 mg Pentamidin, inhaliert mit drei verschiedenen Verneblern. Med. Klin. **85** (Suppl. 2) (1990) 251 – 254.
[4] Montgomery, B. A.: Pneumocystis carinii pneumonia in patients with the acquired immunodeficiency syndrome: pathophysiology, therapy and prevention. Semin. Respir. Infect. **4** (1989) 102 – 110.

Pneumocystis-carinii-Pneumonie bei Non-Hodgkin-Lymphompatienten: Klinik, Diagnose, Therapie, Pathogenese

K. Waßermann

Abstract

Pneumocystis carinii pneumonia is considered to be a rare complication of treated non-Hodgkin lymphoma. The majority of the protocols employed bear a morbidity risk of no more than four percent. Some regimens however have turned out to be associated with an excess hazard of this opportunistic lung disease, which is most probably due to the combined use of several chemotherapeutic agents with known pulmonary toxicity in addition to a long-standing administration of corticosteroids.

This article describes the clinical, laboratory, and radiological presentations of Pneumocystis carinii pneumonia intervening in patients treated for non-Hodgkin lymphoma. Considerations on therapy and differential diagnosis are included. Based on a review of experimental data pertaining to the immunosuppressant and -modulatory effects of those drugs employed in the "high-risk"-protocols speculations upon the pathogenesis of Pneumocystis carinii pneumonia in this subgroup are forwarded.

Zusammenfassung

Die Pneumocystis-carinii-Pneumonie gilt als seltene Komplikation der Polychemotherapie des Non-Hodgkin-Lymphoms. Das Erkrankungsrisiko bei Verwendung der meisten Therapieprotokolle beträgt maximal vier Prozent. Es gibt allerdings einige Lymphom-Protokolle, die mit einer weit höheren Rate an Pneumozystosen belastet sind. Der Grund liegt wahrscheinlich in der Kombination mehrerer Zytostatika mit bekannter pulmonaler Toxizität und der zusätzlichen Langzeitgabe von Corticosteroiden.

Die Arbeit beschreibt – unter Einschluß von Differentialdiagnose und Therapie – den klinischen, laborchemischen und radiologischen Verlauf der Pneumozystose bei dieser Patientengruppe. Die Pathogenese der opportunistischen Lungenerkrankung wird anhand experimenteller Daten zur immunsuppressiven/immunmodulatorischen Wirkung einzelner Chemotherapeutika näher untersucht.

Einleitung

Die Pneumocystis-carinii-Pneumonie (PcP) gilt als seltene Komplikation der Chemotherapie des Non-Hodgkin-Lymphoms (NHL). Dies betrifft alle Malignitätsgrade und klinischen Stadien der Lymphomerkrankung (s. u.) und steht im Gegensatz zur Häufigkeit therapiebedingter bakterieller Infekte der Lunge [6]. In einem Bericht der CDC über 194 in den Jahren 1967 – 1970 gemeldete Fälle von PcP [46] rangierten Non-Hodgkin-Lymphome („other lymphomas") mit 6,7% (n = 13) aller Pneumozystosen an fünfter Stelle hinter Leukosen, primären Immundefekten, Nieren- und Herztransplantationen sowie Hodgkin-Lymphomen. Bei einer Prävalenz von 38 750 NHL im genannten Zeitraum ergab sich eine Infektionsrate von 0,01% pro Jahr gegenüber 1,1% für die Leukosen.

Browne und Mitarbeiter [7] ermittelten anhand einer Literaturübersicht für insgesamt 967 NHL-Patienten, die ohne begleitende Cotrimoxazol-Prophylaxe nach zwölf unterschiedlichen Protokollen behandelt wurden, eine PcP-Inzidenz von 0,7% (Tab. 1). Bei 4 dieser 7 Patienten wurde die Diagnose klinisch ohne Erregersicherung gestellt. Die durch die verwendeten Zytostatika verursachten Pneumopathien waren zehnmal häufiger. Eine Beziehung zur PcP ließ sich für die Gesamtgruppe schwer belegen, auch wenn die Protokolle mit der höchsten pulmonalen Toxizität (BACOP [41], 29%, M-BACOD [5], 18%; Auflösung der Kürzel: Tab. 1) zugleich diejenigen waren, in denen die opportunistische Infektion auftrat.

Eine überraschende Häufung von Pneumozystosen beobachteten Browne et al. [7] unter 37 eigenen NHL-Patienten, die nach dem ProMACE-CytaBOM-Protokoll behandelt wurden. Zwölf Patienten (32%) erkrankten 1 – 12 Tage nach der Zytostatika-Gabe an einer PcP, drei Patienten starben an dieser Komplikation.

Das von Klimo und Connors inaugurierte MACOP-B-Protokoll [19] zur Therapie von Non-Hodgkin-Lymphomen scheint mit einem ähnlich hohen PcP-Risiko belastet zu sein, wenn eine gezielte Prophylaxe unterbleibt. Wie an anderer Stelle berichtet [49], erkrankten vier von elf unserer nach diesem Regime behandelten Patienten an einer fulminant verlaufenden beatmungspflichtigen PcP (36%). Eine Patientin verstarb nach 17tägiger Beatmung.

Alter und Geschlecht der Patienten sowie die pulmonale Vorgeschichte, Malignitätsgrad und Stadium des NHL, klinisch-chemische Routineparameter und die kumulativ verabreichten Zytostatikadosen gestatteten keine Voraussage des individuellen Erkrankungsrisikos. In ihrer ausführlich dokumentierten Studie gelangten Browne et al. [7] zu den gleichen Schlußfolgerungen.

Tab. 1. Lymphom-Protokolle einschließlich beobachteter Toxizitäts- und Pneumozystose-Raten (modifiziert nach [7, 49]). */** Werte aus [18, 19]. (d) = diskontinuierliche Gabe, im allgemeinen 5 Tage zu Beginn des Zyklus; (c) = kontinuierliche Gabe über die gesamte Zyklusdauer; (c15) = 15tägige Prednisongabe in einem 28-Tage-Zyklus.

Protokoll	Toxizität (%)	PcP (%)	Zusammensetzung									
CHOP (Bleo)		0	Cyclo	Doxo	Vinc	Prednis (d)		(Bleo)				
COP (Bleo)		0	Cyclo		Vinc	Prednis (d)		(Bleo)				
HOAP-Bleo	1.8/2	0		Doxo	Vinc	Prednis (d)	Cytar	Bleo				
IMVP-16		0							Metho	Ifos	Etopo	
OAP-Bleo		0			Vinc	Prednis (d)	Cytar	Bleo				
COMLA	2.4	0	Cyclo		Vinc		Cytar		Metho			
COP-BLAM	8.3	0	Cyclo	Doxo	Vinc	Prednis (d)		Bleo		Procar		
BACOP	16/29	4	Cyclo	Doxo	Vinc	Prednis (c)		Bleo				
ProMACE-MOPP	0	0	Cyclo	Doxo	Vinc	Prednis (c 15)			Metho	Procar	Etopo	Mechl
M-BACOD	18	4.8	Cyclo	Doxo	Vinc	Dexa (d)		Bleo	Metho			
ProMACE-CytaBOM	? 0	32	Cyclo	Doxo	Vinc	Prednis (c 15)	Cytar	Bleo	Metho		Etopo	
MACOP-B	0**/10/20*	36	Cyclo	Doxo	Vinc	Prednis (c)		Bleo	Metho			

Cyclo = Cyclophosphamid
Doxo = Doxorubicin
Vinc = Vincristin
Prednis = Prednison
Bleo = Bleomycin
Cytar = Cytarabin

Metho = Methotrexat
Ifos = Ifosfamid
Procar = Procarbacin
Etopo = Etoposid
Mechl = Mechlorethamin
Dexa = Dexamethason

Tab. 2. Klinische Daten von vier NHL-Patienten mit einer Pneumozystose unter MACOP-B Polychemotherapie (modifiziert nach [49]). CR/PR: Komplette Remission/Partialremission. $AaDO_2$: Alveolo-arterielle Sauerstoffdifferenz. SLDH: Serum-Lactatdehydrogenase.

Fall	Alter, Geschlecht	Diagnose, Stadium, Response	Beatmungsdauer (Tage)	max. $AaDO_2$ (mmHg)	max. SLDH (U/l)	max. Leukozytenzahl (µl)	Prednisolon max. Tagesdosis (mg)	Verlauf
1	50, w	ccNHL, IV B, PR	6	309	1152	6100	500	Heilung
2	73, w	NHL, T-Zell Lymphom, III B, CR	8	319	749	19800	500	Heilung
3	49, w	ccNHL, III B, CR	17	523	545	15700	2000	Exitus
4	25, m	NHL, T-Zell Lymphom, III B, PR	26	592	777	26200	4000	Defektheilung

Klinik

Die Beschreibung des typischen Krankheitsbildes der PcP bei NHL-Patienten stützt sich im wesentlichen auf die beiden genannten Arbeiten. Neuere Publikationen zu diesem Thema [12, 23] enthalten weder Angaben zur Klinik noch zu den Modalitäten der eingesetzten Chemotherapie. Letztere sind aber offensichtlich für Prädisposition und Verlauf entscheidend.

Die Patienten absolvieren den ersten Chemotherapiezyklus im allgemeinen ohne wesentliche Besonderheiten. Während einer der folgenden Zyklen, aber auch erst nach Abschluß des Gesamtprotokolls, präsentieren sie sich – fast regelmäßig nach einer Latenz von 5 – 10 Tagen zur letzten Zytostatikagabe – mit einer rasch zunehmenden Dyspnoe und Tachypnoe.

Der Auskultationsbefund ist anfangs noch normal, der PaO_2 mit 55 – 45 mmHg unter Luftatmung ist bereits deutlich pathologisch. Der $PaCO_2$ kann normal sein, wird aber häufig erniedrigt gefunden. Körpertemperatur und Leukozytenzahl sind zu Beginn normal bis leicht erhöht, im Verlauf der Erkrankung kommt es jedoch zu septischen Temperaturen mit exzessiven Leukozytenanstiegen (bis max. 26 200/µl im eigenen Krankengut, Tab. 2). Der Röntgen-Thorax weist initial eine leicht vermehrte diffuse interstitielle Zeichnung auf (Abb. 1). Innerhalb weniger Tage entwickeln sich fleckförmig konfluierende Infiltrate bis zur „weißen Lunge" (Abb. 2). Zwei bis fünf Tage nach Symptombeginn werden die Patienten intubations-

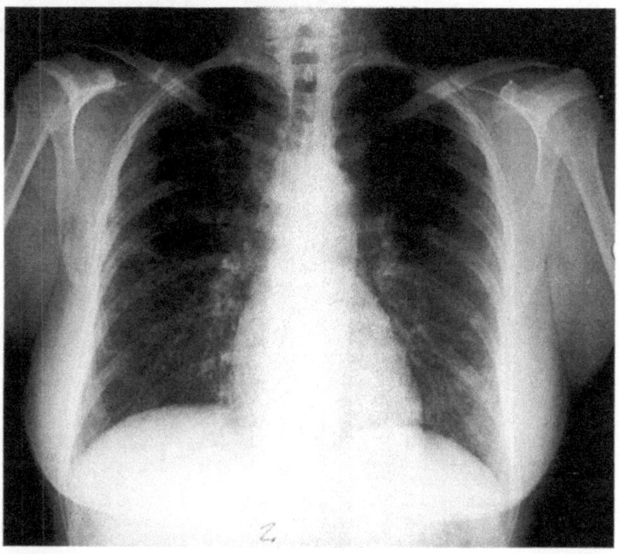

Abb. 1. (Fall 1, Tab. 2) Röntgen-Thorax am Tag vor der Intubation. Retikuläres Muster mit feinfleckigen Infiltraten basal betont.

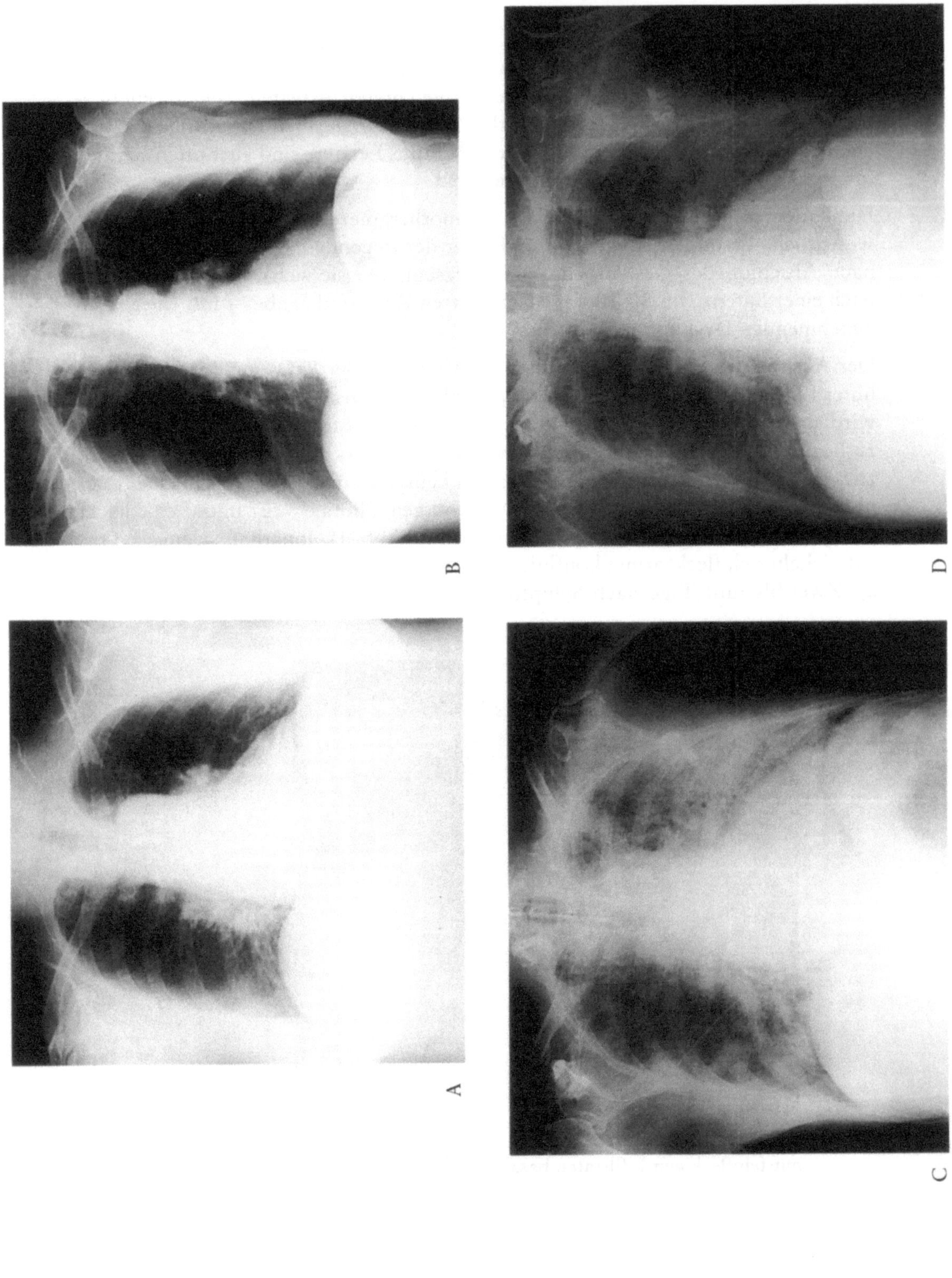

A B C D

E

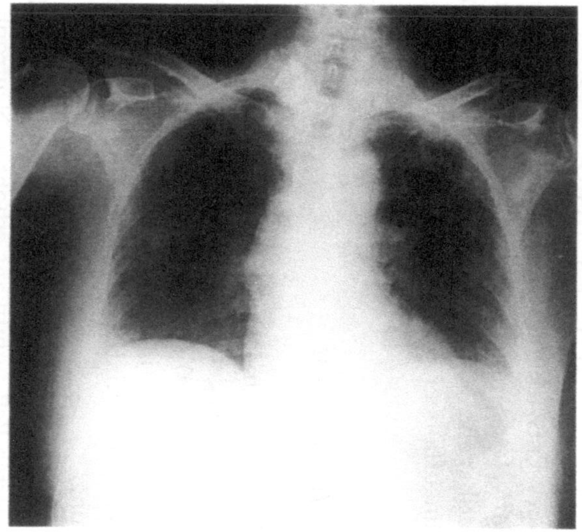

Abb. 2. A – E (Fall 2, Tab. 2) A: 19-7-89. Ausgedehntes Lymphom paramediastinal. Beginn der Polychemotherapie mit MACOP-B. B: 17-8-89. Komplette Remission nach einem Zyklus MACOP-B. C: 31-8-89. Vollbild der PcP mit Konsolidierung der gesamten linken Lunge und konfluierenden Verdichtungen rechts basal. Intubation und Beatmung. D: 1-9-89. Leichte Transparenzzunahme unter Beatmung. E: 18-9-89. Normalisierung 10 Tage nach Extubation.

pflichtig. Die errechneten $AaDO_2$ sind zu diesem Zeitpunkt hochpathologisch mit Werten von 300 bis 600 mmHg (Tab. 2).

Im Vergleich zum subakuten klinischen Verlauf der AIDS-assoziierten PcP läßt sich also ein weitaus rasanteres Entwicklungstempo beobachten (s. auch [28]). Darüber hinaus wird ein relativ fixes, innerhalb enger Grenzen variiertes Zeitintervall zur letzten Zytostatikagabe eingehalten. Im Unterschied zur AIDS-assoziierten PcP kommt ein unauffälliger Röntgen-Thorax nicht vor.

Diagnose und Differentialdiagnosen

Die BAL ist derzeit der Goldstandard zur Diagnose einer PcP. Der Nachweis des Erregers erfolgt bei uns aus der Lavageflüssigkeit mit einem handelsüblichen Immunfluoreszenztest (PC-IFT, Biosigma) (Abb. 3). Dieser Test hatte in eigenen Untersuchungen an 96 HIV-infizierten Patienten eine Spezifität von 95% und eine Sensitivität von 88% [48]. Eine differentialzytologische Aufarbeitung der Lavage ist diagnostisch ohne Bedeutung.

Limper et al. [23] fanden in der BAL von Patienten mit Lymphom und PcP einen im Vergleich zur AIDS-assoziierten PcP signifikant erhöhten Neutrophilenanteil. In einem unserer eigenen Fälle waren die Neutrophilen auf 21% (Norm $< 1\%$)

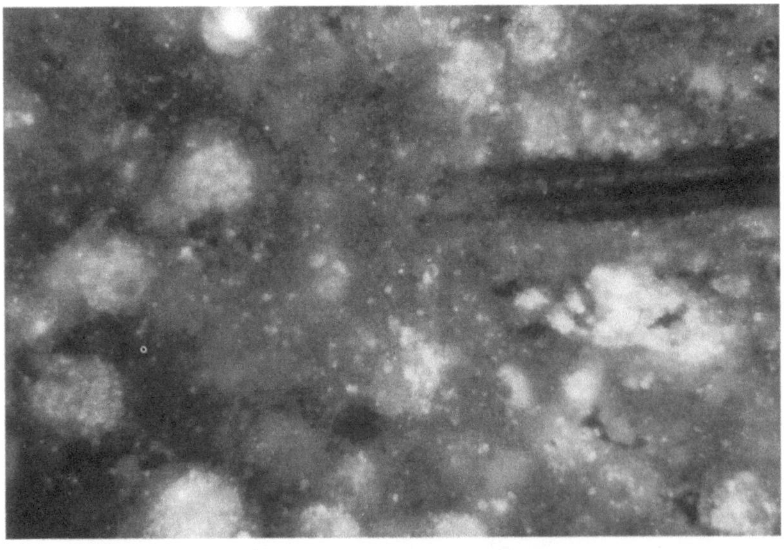

Abb. 3. Pneumozysten im Sediment der Lavageflüssigkeit. Immunfluoreszenzmethode (PC-IFT, Biosigma).

und die Lymphozyten auf 66% (6–8%) erhöht. Die T4/T8-Ratio war mit 0,8 geringfügig vermindert [49]. Diese Befunde sind jedoch unspezifisch und verweisen auf eine durch die verabreichte Chemotherapie induzierte toxische oder Hypersensitivitäts-Pneumopathie.

Die Sputumprovokation zur Erregergewinnung wurde in der nicht HIV-infizierten Population noch nicht untersucht. Es ist vorstellbar, daß eine geringere Pc-Ausbeute in der BAL dieser Patientengruppe [23] zu einem höheren Anteil falschnegativer Befunde aus dem induzierten Sputum führen wird.

Eine transbronchiale Biopsie (TBB) ist aus differentialdiagnostischen Gründen zur Abgrenzung gegenüber einer toxischen Pneumopathie, einer Viruspneumonie der Herpesgruppe [6], und auch einer bakteriellen Pneumonie prinzipiell erwünscht. Die klinische und radiologische Manifestation der genannten Erkrankungen unterscheidet sich nicht von einer PcP [18, 28]. Diese kann gelegentlich sogar mit einer toxischen Lungenparenchymschädigung vergesellschaftet sein (Abb. 4). Häufig wird man jedoch wegen der prekären Beatmungssituation auf eine Gewebsentnahme verzichten müssen.

Der diagnostische und prognostische Wert einer Erhöhung der Serum-Lactatdehydrogenase (SLDH) im Rahmen der AIDS-assoziierten PcP wurde wiederholt unterstrichen [16, 38, 56]. Ihre spezifische Aussagekraft bei Lymphompatienten wird indessen durch die in einigen Protokollen regelmäßig nachweisbare und vom

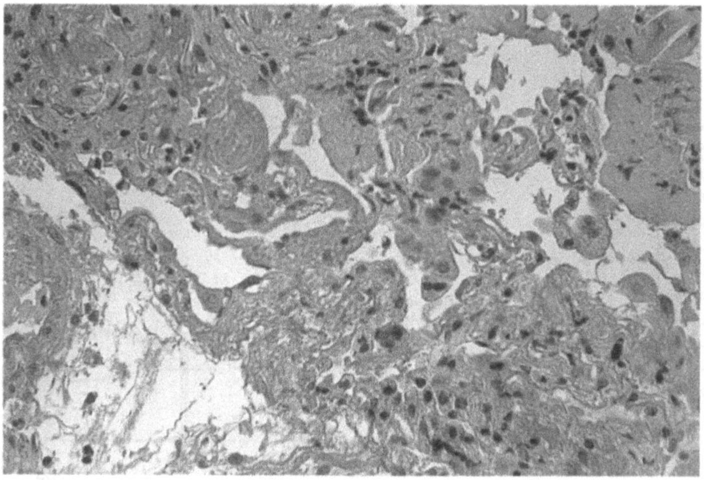

Abb. 4. Transbronchiale Biopsie (van Gieson) einer Patientin mit PcP (Fall 2, Tab. 2). Zytostatika-Pneumopathie: Zytopathische Veränderungen (hyperchromatische Kerne), fibrotischer Umbau und fibrinreiches Exsudat.

Ausmaß der Tumorremission unabhängige chemotherapiebedingte Erhöhung begrenzt [18, 19]. Charakteristischerweise erfolgt der SLDH-Anstieg aber während der Chemotherapie mit einer allmählichen Normalisierung nach Therapieende [18], so daß die z. T. exzessiven Wiederanstiege nach Therapieabbruch, wie wir sie bei unseren Patienten beobachteten (Tab. 2), im Sinne der PcP-Diagnose verwertet werden können.

Die Röntgenmorphologie ist, wie bereits betont, uncharakteristisch und vieldeutig. Jedoch schließt ein unauffälliger Rö-Thorax eine PcP bei NHL aus.

Therapie

Das Basistherapeutikum ist Trimetoprim-Sulfamethoxazol in einer Dosis von 120 mg/kg/die über 21 Tage. Hier besteht kein Unterschied zur Behandlung der PcP bei anderen Grunderkrankungen. Erfahrungen mit Therapiealternativen wie Pentamidin, Dapson oder Fansidar liegen nicht vor.

Eine adjuvante, kurzfristig hochdosierte Kortikosteroidmedikation, wie sie sich bei schweren AIDS-assoziierten Pneumozystosen durchgesetzt hat [25, 47], ist bei

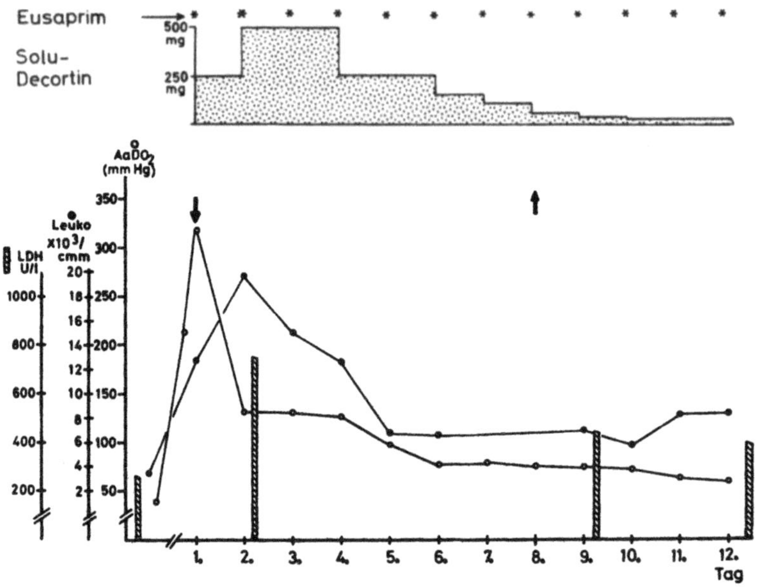

Abb. 5. Therapieverlauf einer Patientin mit PcP (Fall 2, Tab. 2). Die Pfeile markieren In- und Extubation. LDH: Serum-Lactatdehydrogenase. $AaDO_2$: Alveolo-arterielle Sauerstoffdifferenz. Eusaprim® = TMP SMX: siehe Text.

der beschriebenen raschen Progredienz in jedem Fall indiziert. Wir gaben Tagesdosen von maximal 4000 mg Prednisolon (Tab. 2).

Eine maschinelle kontrollierte Beatmung muß frühzeitig, also bereits bei einem PaO_2 von < 65 mmHg und deutlicher Hyperventilation, erfolgen. Lange Beatmungszeiten sind die Regel (6 – 26 Tage [49], Therapiebeispiel Abb. 5). Die Letalität der NHL-Chemotherapie-assoziierten PcP liegt trotz optimaler Therapie bei 25%.

Prophylaxe

Insbesondere bei Verwendung der „PcP-Risiko-Protokolle" zur Therapie von Non-Hodgkin-Lymphomen (s. u.) ist eine prophylaktische Gabe von 2 mal 80 mg TMP SMX/die erforderlich. Über NHL-assoziierte PcP unter dieser Prophylaxe wurde bisher nicht berichtet. Andere Formen der medikamentösen Vorbeugung (z. B. Pentamidin-Inhalation) sind für diese Indikation nicht erprobt.

Pathogenese

Kürzlich zeigten Wakefield und Mitarbeiter mit Hilfe der DNS-Amplifikation aus der BAL immundefizienter Patienten (33 HIV, 2 Lymphome unter Therapie, 1 Vaskulitis, 1 Leukämie) [45], daß ein „Überwintern" von Pneumozysten in nicht infizierten Lungen unwahrscheinlich ist. Dieser Befund stellt einerseits die Reaktivierungshypothese in Frage, andererseits wird die Möglichkeit residenter, nicht zur PcP führender Zysten in immunologisch vorgeschädigten Lungen weitgehend ausgeschlossen (Ausnahme: HIV-Lunge nach einer erfolgreich therapierten PcP-Episode). Dies bestätigt darüber hinaus die Spezifität der BAL-Befunde bei den therapierten NHL-Patienten.

Bei der Untersuchung prädisponierender Faktoren interessiert, inwieweit die Lymphomerkrankung per se einen lokalen Immundefekt (Alveolarmakrophagen (AM), T-Lymphozyten, NK Zellen, Neutrophile) hervorruft, der die Entstehung opportunistischer Infekte begünstigt. Diesem Problem wurde bisher – anders als bei den HIV-Patienten [36] – keine Beachtung geschenkt. Da das Erkrankungsrisiko weitgehend durch die immunsuppressive und pulmotoxische Medikation und zwar besonders durch ihre Kombinationsform, weniger durch die verwendeten Einzelsubstanzen selbst, bestimmt wird, ist deren synergistische Wirkung auf die lokale Abwehrbereitschaft von hohem Interesse. In diesem Zusammenhang bedarf die Beziehung zwischen Organtoxizität und Immundefekt ebenfalls einer Klärung.

Nahezu alle Lymphomprotokolle sehen eine adjuvante Kortikosteroidmedikation vor und enthalten Zytostatika mit potentiell toxischer Wirkung auf das Lungenparenchym. Die Übersicht in Tab. 1 verdeutlicht, welche Kombinationen die Infektion mit Pneumocystis carinii fördern: Bleomycin und Cylophosphamid zusammen mit einer kontinuierlichen Applikation von Kortikosteroiden erhöhen die PcP-Rate von 0 auf 4%. Wird Methotrexat ergänzt, genügt eine diskontinuierliche (5tägige) Steroidgabe, um das gleiche Risiko zu erzeugen. Die Erkrankungshäufigkeit steigt sprunghaft auf 32 bzw. 36% an, wenn mit den 3 pulmotoxischen Kardinalsubstanzen (Bleo, Metho, Cyclo) Steroide über die gesamte Zyklusdauer oder wenigstens über 15 Tage verabreicht werden, während eine 15tägige Steroidgabe unter Verzicht auf Bleomycin ohne gesteigertes PcP-Risiko möglich ist. Bleomycin ist also ein notwendiger – wenn auch nicht ausreichender – Faktor, um die Prädisposition der Lunge für eine PcP-Infektion zu erhöhen. Daneben besitzen die Kortikosteroide in Abhängigkeit von der Applikationsdauer einen fördernden Effekt.

Es ist experimentell und klinisch hinreichend belegt, daß die Dauermedikation mit Steroiden, wie sie einige der beschriebenen Protokolle vorsehen, eine Infektion durch Pc begünstigt [22, 24, 37, 39, 40].

Steroide führen zur Reduktion aller Lymphozytenpopulationen im peripheren Blut [10] und in der BAL [11], sie vermindern in Kombination mit Cyclophosphamid die Zahl der AM [28], und sie beeinträchtigen die makrophagengesteuerte Lymphozyten-Chemotaxis [31], die Phagozytose von Bakterien [29] und die intrazelluläre Bakterizidie [31], letztere vermutlich nur über die Suppression O_2-unabhängiger Mechanismen [34]. Bei Ratten mit steroidinduzierter PcP konnten Shear et al. [37] überdies eine verminderte Expression von Fc-Rezeptoren auf AM nachweisen. Der Befund unterstützt nach Meinung der Autoren die Bedeutung zellgebundener spezifischer Antikörper bei der Ingestion von Pc.

Jedoch erkranken mit Kortikosteroiden behandelte Patienten ohne nachgewiesene primäre Abwehrschwäche zwar gelegentlich an schweren opportunistischen Pilz- oder Virusinfektionen der Lunge [32], nicht aber an einer PcP [14, 21, 26, 43, 54]. Daher ist bei den NHL-Patienten ein begleitender lokaler oder systemischer durch die kumulative Wirkung der pulmotoxischen Zytostatika ([9], Tab. 1) sekundär induzierter Immundefekt als Kofaktor anzunehmen [53].

Die pulmonale Toxizität von Cyclophosphamid, Methotrexat und Bleomycin wurde klinisch ausführlich dokumentiert [1, 4, 5, 8, 9, 13, 17, 30, 33, 35, 42]. Jede dieser Substanzen kann bei Monotherapie maligner und entzündlicher Erkrankungen unabhängig von der kumulativen Dosis hochakute und chronische nichtinfektiöse Lungenveränderungen auslösen. Cyclophosphamid scheint darüber hinaus die Methotrexattoxizität zu verstärken [9]. Die Toxizitätsschwelle ist niedrig: Pulmonale Komplikationen wurden bereits nach 38 mg Methotrexat [8, 30] und 14 mg Bleomycin [5] mitgeteilt. Eine eindeutige Beziehung zwischen

Toxizität und opportunistischen Infekten besteht unter der Monotherapie ebensowenig wie unter einer Polychemotherapie mit den genannten Substanzen.

Der Mechanismus der durch Zytostatika vermittelten Schädigung des Lungenparenchyms ist komplexer als die ausschließlich immunsuppressive Wirkung der Steroide. Neben einem vermehrten Zelluntergang mit anschließender fibrotischer Reparation [9] spielen offenbar immunmodulatorische Vorgänge eine Rolle, die schließlich zur produktiven Parenchymalteration vom Typ der Granulomatose oder der intraalveolären Fibrose (BOOP) führen können. So erhöhen Cyclophosphamid und Methotrexat selektiv die Aktivität zirkulierender zytotoxischer Lymphozyten durch Unterdrückung der Suppressor-T-Lymphozyten [3, 9, 20, 27], während Methotrexat bei Patienten mit Methotrexat-Pneumopathie die Leukozyten-inhibierende Aktivität der Lymphozyten steigert [2]. Bleomycin induziert chemotaktische Aktivität für Neutrophile und Lymphozyten sowie fibroplastische Aktivität und die Sekretion von Interleukin 1 in AM von Patienten mit Bleomycinlunge und in AM von Hamstern und Ratten [15, 44, 50]. Phagozytose und intrazelluläres Killing durch Granulozyten und Monozyten werden von Methotrexat, Bleomycin und Cyclophosphamid in unterschiedlicher Weise je nach dem experimentellen System modifiziert [28, 29]. Pneumocystis carinii wurde in diesem System bisher nicht untersucht.

Histopathologische und lavagezytologische Untersuchungen der Methotrexat/Bleomycin-Lunge beschreiben neben einer Fibrose gelegentlich epitheloidzellige Granulome mit begleitender Gewebs- oder Bluteosinophilie [2, 55]. Der BAL-Befund entspricht einer lymphozytären Alveolitis mit erhöhter aber auch erniedrigter T4/T8 Ratio. Häufig sind zudem die Neutrophilen deutlich vermehrt nachweisbar [51, 52]. Diese Veränderungen werden auf die Zytostatika-induzierte Immunstimulation zurückgeführt. Im Einzelfall wird zusätzlich eine PcP diagnostiziert [49].

Schlußfolgerungen

Offenbar sind Chemotherapieprotokolle, die Cyclophosphamid, Bleomycin und Methotrexat neben einer kontinuierlichen Verabreichung von Kortikosteroiden vorsehen, mit einem hohen PcP-Risiko behaftet. Die foudroyante klinische Entwicklung der Infektion beruht wahrscheinlich auf dem toxischen Effekt der verwendeten Chemotherapeutika. Gleichwohl ist der Zusammenhang zwischen Organtoxizität und Infektionsneigung wegen der scheinbar widersprüchlichen Wirkungen, die diese Medikamente auf den lokalen Immunstatus ausüben, unübersichtlich. Zudem besteht – wie betont – keine eindeutige Beziehung zwischen klinisch manifester toxischer Pneumopathie und PcP-Häufigkeit.

Zentral für die Pathogenese der PcP ist unbestritten ein funktioneller (Phagozytose und Killing) Defekt der AM [24, 53]. In der HIV-Lunge ist er beschrieben [36], für die Zytostatikalunge ist er nach den zitierten Untersuchungen anzunehmen, obwohl hier die sekretorische Aktivität der AM durch einige der verwendeten Medikamente angestoßen wird (s. o.). Welche pathogenetische Rolle der Vermehrung/Aktivitätssteigerung der alveolären zytotoxischen T-Lymphozyten zukommt, die beiden Lungen gemeinsam ist, bleibt unklar, solange keine Untersuchungen am PcP-Modell vorliegen. Unterschiede bestehen in der Anzahl der alveolären T4-Lymphozyten, die in der HIV-Lunge exzessiv vermindert sind [48]. Aber auch dies bedarf einer funktionellen Klärung.

Es wäre reizvoll, das lokale Immundefektmuster, das die PcP begünstigt, am experimentellen MACOP-B oder ProMACE-CytaBOM Modell zu untersuchen.

Danksagungen:
Frau Dr. E. Schell-Frederick (Klinik I für Innere Medizin der Universität) danke ich für ihre Hilfe bei der Literaturrecherche und für die kritische Durchsicht des Manuskripts. Herrn Prof. Dr. G. R. F. Krueger (Institut für Pathologie der Universität) verdanke ich die Abb. 3 und 4.

Literatur

[1] Acute Leukemia Group B: Acute lymphocytic leukemia in children. Maintenance therapy with methotrexate administered intermittently. JAMA **207** (1969) 923.

[2] Akoun, G. M., S. Gauthier-Rahman, C. M. Mayaud et al.: Leukocyte migration inhibition in methotrexate-induced pneumonitis. Evidence for an immunologic cell-mediated mechanism. Chest **91** (1987) 96.

[3] Askenase, P. W., B. J. Hayden, R. K. Gershon: Augmentation of delayed-type hypersensitivity by doses of cyclophosphamide which do not affect antibody responses. J. exp. Med. **141** (1975) 697.

[4] Barneveld van, P. W. C., D. Th. Sleijfer, Th. W. van der Mark et al.: Natural course of bleomycin-induced pneumonitis. A follow-up study. Amer. Rev. respir. Dis. **135** (1987) 48.

[5] Bauer, K. A., A. T. Skarin, J. P. Balikian et al.: Pulmonary complications associated with combination chemotherapy programs containing bleomycin. Amer. J. Med. **74** (1983) 557.

[6] Bishop, J. F., St. C. Schimpff, C. H. Diggs et al.: Infections during intensive chemotherapy for Non-Hodgkin's lymphoma. Ann. intern. Med. **95** (1981) 549.

[7] Browne, M. J., S. M. Hubbard, D. L. Longo et al.: Excess prevalence of Pneumocystis carinii pneumonia in patients treated for lymphoma with combination chemotherapy. Ann. intern. Med. **104** (1986) 338.

[8] Carson, C. W., G. W. Cannon, M. J. Egger et al.: Pulmonary disease during the treatment of rheumatoid arthritis with low dose pulse methotrexate. Semin. Arthr. Rheum. **16** (1987) 186.

[9] Cooper, A. D., D. A. White, R. A. Matthay: Drug-induced pulmonary disease. Part I. Cytotoxic drugs. Amer. Rev. respir. Dis. **133** (1986) 321.

[10] Cupps, Th. R., A. S. Fauci: Corticosteroid-mediated immunoregulation in man. Immunol. Rev. **65** (1982) 133.

[11] Domby, W. R., M. E. Whitcomb: The effects of corticosteroid administration on the bronchoalveolar cells obtained from guinea pigs by lung lavage. Amer. Rev. respir. Dis. **117** (1978) 893.

[12] Eiff v., M., N. Roos, P. Walger et al.: Pneumocystis-carinii Pneumonien bei HIV pos. und neg. Patienten. 2. Deutscher AIDS-Kongreß, Berlin 1989, Abstr. 103.

[13] Holoye, P. Y., M. A. Luna, B. MacKay et al.: Bleomycin hypersensitivity pneumonitis. Ann. intern. Med. **88** (1978) 47.

[14] James, D. G., L. S. Carstairs, J. Trowell et al.: Treatment of sarcoidosis. Report of a controlled therapeutic trial. Lancet **II** (1967) 526.

[15] Kaelin, R. M., D. M. Center, J. Bernardo et al.: The role of macrophage-derived chemoattractant activities in the early inflammatory events of bleomycin-induced pulmonary injury. Amer. Rev. respir. Dis. **128** (1983) 132.

[16] Kales, C. P., J. R. Murren, R. A. Torres et al.: Early predictors of in-hospital mortality for Pneumocystis carinii pneumonia in the acquired immunodeficiency syndrome. Arch. intern. Med. **147** (1987) 1413.

[17] Karim, F. W. A., R. E. Ayash, L. Allam et al.: Pulmonary fibrosis after prolonged treatment with low-dose cyclophosphamide. Oncology **40** (1983) 174.

[18] Kath, R., K. Günzel, K. Donhuijsen et al.: MACOP-B-chemotherapy for patients with diffuse histiocytic lymphoma. The West German Tumor Center Experience. Cancer Ther. Contr. **1** (1990) 121.

[19] Klimo, P., J. M. Connors: MACOP-B-chemotherapy for the treatment of diffuse large-cell lymphoma. Ann. intern. Med. **102** (1985) 596.

[20] L'Age-Stehr, J., T. Diamantstein: Induction of autoreactive T-lymphocytes and their suppressor cells by cyclophosphamide. Nature (Lond.) **27** (1978) 663.

[21] Lam, W. K., S. Y. So, D. Y. C. Yu: Response to oral corticosteroids in chronic airflow obstruction. Brit. J. Dis. Chest **77** (1983) 189.

[22] Lanken, P. N., M. Minda, G. G. Pietra et al.: Alveolar response to experimental Pneumocystis carinii pneumonia in the rat. Amer. J. Path. **99** (1980) 561.

[23] Limper, A. H., K. F. Offoerd, T. F. Smith et al.: Pneumocystis carinii pneumonia. Differences in lung parasite number and inflammation in patients with and without AIDS. Amer. Rev. respir. Dis. **140** (1989) 1204.

[24] Masur, H.: Interactions between Pneumocystis carinii and phagocytic cells. In: L. S. Young (Ed.): Pneumocystis carinii pneumonia. Pathogenesis, diagnosis, treatment, S. 77. Marcel Dekker, New York – Basel 1984.

[25] Montaner, J. S. G.: Corticosteroids prevent early deterioration in patients with moderately severe Pneumocystis carinii pneumonia and the acquired immunodeficiency syndrome (AIDS). Arch. intern. Med. **113** (1990) 9.

[26] Morgan, W. K. C., E. Rusche: A controlled trial of the effect of steroids in obstructive airway disease. Ann. intern. Med. **61** (1964) 248.

[27] Orbach-Arbouys, S., M. Castes: Augmentation of immune responses after methotrexate administration. Immunology **36** (1979) 265.

[28] Pennington, J. E.: Pulmonary infections and immune defects in the immunosuppressed host. In: R. D. Daniele (Ed.): Immunology and immunologic diseases of the lung, S. 581. Blackwell Scientific, Boston – Oxford – London 1988.

[29] Pruzanski, W., S. Gaito, G. De Boer: Modulatory activity of chemotherapeutic agents on phagocytosis and intracellular bactericidal activity of human polymorphonuclear phagocytes. Cancer Res. **43** (1983) 1420.

[30] Quadri, F., C. Marone: Schwere akute Pneumopathie nach „Low-dose"-Methotrexat-Therapie bei chronischer Polyarthritis. Schweiz. med. Wschr. **119** (1989) 1434.

[31] Rinehart, J. J., S. P. Balcerzak, A. L. Sagone et al.: Effects of corticosteroids on human monocyte function. J. clin. Invest. **54** (1974) 1337.

[32] Rodriguez, J., A. M. Fein, P. Pai et al.: Fatal opportunistic pneumonia complicating corticosteroid (CS) therapy of COPD. Chest **98** (1990) Suppl. 100.

[33] Santrach, P. J., F. B. Askin, R. J. Wells et al.: Nodular form of bleomycin-related pulmonary injury in patients with osteogenic sarcoma. Cancer **64** (1989) 806.

[34] Schaffner, A., Th. Schaffner: Glucocorticoid-induced impairment of macrophage antimicrobial activity. Mechanisms and dependence on the state of activation. Rev. infect. Dis. **9**, Suppl. (1987) 620.

[35] Searles, G., R. J. R. McKendry: Methotrexate pneumonitis in rheumatoid arthritis. Potential risk factors. Four case reports and a review of the literature. J. Rheumatol. **14** (1987) 1164.

[36] Semenzato, G., C. Agostini: Editorial. Human retroviruses and lung involvement. Amer. Rev. respir. Dis. **139** (1989) 1336.

[37] Shear, H. L., W. El-Sadr, B. E. Rubinstein et al.: Effects of steroid-induced Pneumocystis carinii on alveolar macrophages in the rat. J. Protozool. **36** (1989) 49.

[38] Silverman, B. A., A. Rubinstein: Serum lactate dehydrogenase levels in adults and children with acquired immune deficiency syndrome (AIDS) and AIDS-related complex: Possible indicator of B cell lymphoproliferation and disease activity. Amer. J. Med. **78** (1985) 728.

[39] Singer, C., D. Armstrong, P. P. Rosen et al.: Pneumocystis carinii pneumonia. A cluster of eleven cases. Ann. intern. Med. **92** (1975) 772.

[40] Singer, C., D. Armstrong, P. P. Rosen et al.: Diffuse pulmonary infiltrate in immunosuppressed patients. Amer. J. Med. **66** (1979) 110.

[41] Skarin, A. T., D. S. Rosenthal, W. C. Moloney et al.: Combination chemotherapy of advanced Non-Hodgkin-lymphoma with bleomycin, adriamycin, cyclophosphamide, vincristine and prednisone (BACOP). Blood **49** (1977) 759.

[42] Spector, J. I., H. Zimbler, J. S. Ross: Early-onset cyclophosphamide-induced interstitial pneumonitis. JAMA **242** (1979) 2852.

[43] Stuck, A. E., Ch. E. Minder, F. J. Frey: Risk of infectious complications in patients taking glucocorticosteroids. Rev. infect. Dis. II, **6** (1989) 954.

[44] Suwabe, A., K. Takahasi, S. Yasui et al.: Bleomycin-stimulated hamster alveolar macrophages release interleukin 1. Amer. J. Path. **132** (1988) 512.

[45] Wakefield, A. E., F. J. Pixley et al.: Detection of Pneumocystis carinii with DNA amplification. Lancet **336** (1990) 451.

[46] Walzer, P. D., D. P. Perl, D. J. Krogstad et al.: Pneumocystis carinii pneumonia in the United States. Epidemiologic, diagnostic, and clinical features. Ann. intern. Med. **80** (1974) 83.

[47] Waßermann, K., M. Scheidt-Mackes, D. Zeidler: Probleme einer adjuvanten Therapie mit Corticosteroiden bei der AIDS-assoziierten Pneumocystis-carinii-Pneumonie. Prax. Klin. Pneumol. **42** (1988) 867.

[48] Waßermann, K., G. Pothoff, E. Kirn et al.: Erregerspektrum, differentialzytologische und histologische Charakteristika HIV-assoziierter pulmonaler Komplikationen. Klin. Wschr. **68**, Suppl. XIX (1990) 151.

[49] Waßermann, K., G. Pothoff, W. Heitz et al.: Akute Pneumozystosen unter Polychemotherapie nach dem MACOP-B-Protokoll. Dtsch. med. Wschr. **115** (1990) 1705.

[50] Wesselius, L. J., A. Catanzaro, St. I. Wasserman: Neutrophil chemotactic activity generation by alveolar macrophages after bleomycin injury. Amer. Rev. respir. Dis. **129** (1984) 485.

[51] White, D. A., M. G. Kris, D. E. Stover: Bronchoalveolar lavage cell populations in bleomycin lung toxicity. Thorax **42** (1987) 551.

[52] White, D. A., J. A. Rankin, D. E. Stover et al.: Methotrexate pneumonitis. Bronchoalveolar lavage findings suggest an immunologic disorder. Amer. Rev. respir. Dis. **139** (1989) 18.

[53] Young, L. S.: Pneumocystis carinii in immunosuppressed hosts. In: L. S. Young (Ed.): Pneumocystis carinii pneumonia. Pathogenesis, diagnosis, treatment, S. 2. Marcel Dekker, New York – Basel 1984.

[54] Young, R. L., L. E. Harkleroad, R. E. Lordon et al.: Pulmonary sarcoidosis. A prospective evaluation of glucocorticoid therapy. Ann. intern. Med. **73** (1970) 207.

[55] Yousem, S. A., J. D. Lifson, T. V. Colby: Chemotherapy-induced eosinophilic pneumonia. Relation to bleomycin. Chest **88** (1985) 103.

[56] Zaman, M. K., D. A. White: Serum lactate dehydrogenase levels and Pneumocystis carinii pneumonia. Diagnostic and prognostic significance. Amer. Rev. respir. Dis. **137** (1988) 796.

Klinische Erfahrungen mit dem Einsatz der Pentamidin-Inhalation in Therapie und Prophylaxe der Pneumocystis-carinii-Pneumonie bei AIDS

S. Staszewski

Abstract

Although Pneumocystis carinii pneumonia (PcP) is a disease which has been known for years, it has only gained importance since the beginning of the eighties, with the advent of the AIDS epidemic. Through AIDS, PcP has grown from a rarely occurring disease in immunosuppressed patients to an epidemically relevant disease. Important diagnostic and therapeutic progress has been made in the course of this change. Pentamidine-inhalation is undoubtedly one of the major developments in the therapy and prophylaxis of PcP. The pertinent question now is whether the form of therapy and prophylaxis which has been tested on AIDS patients can be used for other types of patients, e.g. transplant patients who are also endangered by PcP. The following is a summary of the experiences gathered in the course of treating AIDS patients and should serve as a basis for discussion to answer this question.

Zusammenfassung

Obwohl die Pneumocystis-carinii-Pneumonie (PcP) ein seit mehreren Jahrzehnten bekanntes Krankheitsbild darstellt, hat sie erst seit Beginn der 80er Jahre, mit dem Aufkommen der AIDS-Epidemie, an Bedeutung gewonnen. Durch AIDS ist die PcP von einer sporadisch vorkommenden Erkrankung bei immunsupprimierten Patienten zu einer epidemiologisch relevanten Erkrankung geworden. Auf dem Hintergrund dieses Wandels sind wichtige diagnostische und therapeutische Fortschritte zu verzeichnen. Die Pentamidin-Inhalation gehört zweifellos zu den wichtigsten Weiterentwicklungen in der Therapie und Prophylaxe der PcP. Es stellt sich nun die Frage, ob diese bei AIDS-Patienten erprobte Therapie- und Prophylaxeform auch auf andere Patientengruppen, z.B. Organtransplantierte, die durch das Auftreten einer PcP gefährdet sind, übertragbar ist. Im folgenden sollen die Erfahrungen, die bei den AIDS-Patienten gesammelt worden sind, als Diskussionsgrundlage zur Beantwortung der Frage zusammengefaßt werden.

Die Bedeutung der PcP bei AIDS

Die PcP gilt als die häufigste opportunistische Infektion bei AIDS-Patienten. 80% erkranken an ihr, bei 40% stellt sie die Erstmanifestation von AIDS dar. Die Letalität der PcP ist sehr hoch, unbehandelt sterben 100% der Erkrankten. Unter der Standardtherapie mit Cotrimoxazol oder Pentamidin konnte die Letalität der akuten PcP von 40% in den Jahren 1982–1985 auf unter 10% im Jahre 1989 gesenkt werden. Trotz dieser Behandlungserfolge stellt sich die PcP weiterhin als eine bedrohliche Erkrankung dar.

Zur Therapie der PcP

Die Behandlung der PcP wird häufig durch erhebliche Nebenwirkungen der genannten Substanzen erschwert. So können unter der systemischen Gabe von Pentamidin Blutzuckerentgleisungen, Pankreatitiden und Laktatazidosen auftreten. Unter Cotrimoxazol beobachtet man häufig Exantheme, Blutbildveränderungen mit Leukozytopenien und Thrombozytopenien.

Montgomery konnte in einer vergleichenden Untersuchung an PcP-Patienten zeigen, daß die genannten Nebenwirkungen nicht auftreten, wenn Pentamidin nicht systemisch appliziert, sondern als Aerosol inhaliert wird. 14 von 15 Patienten konnten mit der Inhalation erfolgreich behandelt werden. In keinem Fall war ein Therapiewechsel wegen Toxizität erforderlich [2]. Hingegen mußten mehr als 50% der Patienten, die mit intravenösem Pentamidin bzw. mit Cotrimoxazol behandelt wurden, das Medikament wegen Nebenwirkungen umsetzen. Eine Erklärung für den Verlust der Toxizität findet sich in den tierexperimentellen Arbeiten von R. Waldmann, der bereits 1973 zeigen konnte, daß sich inhaliertes Pentamidin wohl in der Lunge, nicht jedoch in den übrigen parenchymatösen Organen wie Leber oder Niere anreichert und somit keine Gewebsschäden verursacht [3]. Ein weiteres Ergebnis dieser Untersuchungen, das für die Dosierung des Medikaments relevant ist, war der Nachweis, daß die inhalierte Substanz mehrere Wochen in hoher Konzentration in der Lunge verweilt. So war die Gewebskonzentration von Pentamidin in der Lunge 14 Tage nach der letzten Inhalation genau so hoch wie bereits nach 24 Stunden.

Das Ergebnis von Montgomery wurde von anderen Untersuchern auf der Internationalen AIDS-Konferenz 1989 in Montreal im großen und ganzen bestätigt.

Mittlerweile gilt die Pentamidin-Inhalation in den größeren AIDS-Behandlungszentren als Therapie der ersten Wahl bei leichten Fällen einer PcP. Als leicht wird eine PcP dann gewertet, wenn der pO_2 bei Raumluft über 70 mm Hg liegt, die Vitalkapazität über 2 l und die Atemfrequenz weniger als 22 pro Minute beträgt. Die durch Röntgen-Thorax nachgewiesenen Infiltrate sollten auf die unteren Lungensegmente beschränkt sein. Die Dosierung des Pentamidins bei der Behandlung der leicht verlaufenden akuten PcP beträgt 600 mg/die für 3 Wochen. Die Therapie ist unter der Voraussetzung, daß der Patient sich regelmäßig in der Sprechstunde vorstellt, auch ambulant durchführbar. Dies ist sicherlich ein bedeutsamer Vorteil gegenüber den klassischen Therapieformen.

Nebenwirkungen von Pentamidin-Aerosol

Obwohl Pentamidin als Aerosol in der Regel gut vertragen wird, können gelegentlich Nebenwirkungen auftreten. Es handelt sich meistens um subjektive Beschwerden, die gut beherrschbar sind. Zu den Nebenwirkungen gehören bitterer bzw. metallischer Geschmack, trockener Mund, Reizhusten und gelegentlich Übelkeit bis hin zum Erbrechen. Eine Bronchusobstruktion wird gehäuft bei Patienten beobachtet, die Betablocker einnehmen oder an einer chronischen Bronchitis leiden. Die Bronchusobstruktion kann durch die Prämedikation eines Betasympathikomimetikums (als Dosieraerosol) verhindert werden. Hinweise auf gehäuftes Auftreten von Pneumothorax bzw. von extrapulmonalen Pneumozystosen als immanente Nebenwirkungen der Pentamidin-Inhalation konnten in größeren Studien nicht bestätigt werden. Der Pneumothorax wurde schon vor dem Einsatz der Pentamidin-Inhalation als Komplikation der PcP beschrieben und kann unter Umständen, z. B. durch eine falsche Inhalationstechnik bzw. durch die Benutzung ungeeigneter Geräte, als Folge von heftigem Husten gefördert werden. Hinweise auf extrapulmonale Pneumozystosen bewegen sich auf der Ebene von Einzelfallbeschreibungen. Ein serienweises Auftreten im Rahmen von größeren Studien ist jedoch nicht beschrieben. Die Möglichkeit einer extrapulmonalen Pneumozystose sollte jedoch immer erwogen werden, wenn bei Patienten, die inhalieren, unklares Fieber auftritt.

Der Einsatz der Pentamidin-Inhalation in der Prophylaxe der PcP

Von großer Bedeutung sind die Erfahrungen, die mit dem prophylaktischen Einsatz der Pentamidin-Inhalation gemacht worden sind. Aufgrund der langen Halbwertzeit der Substanz in der Lunge reichen 14tägige bis 4wöchige Inhalationsintervalle zur Verhinderung einer PcP völlig aus. Die prophylaktische Anwendung der Pentamidin-Inhalation ist für den Patienten nicht nur aufgrund der geringen Nebenwirkungsrate, sondern auch wegen der langen Zeiträume zwischen den einzelnen Inhalationen angenehmer als die häufigere Einnahme von Tabletten wie Cotrimoxazol, Dapsone oder Fansidar, die ebenfalls für die Prophylaxe eingesetzt werden können.

Die Pentamidin-Inhalation wird sowohl in der Sekundär- als auch in der Primärprophylaxe der PcP eingesetzt. Während die Sekundärprophylaxe das Auftreten von Rezidiven verhindern soll, ist das Ziel der Primärprophylaxe die Vermeidung des erstmaligen Auftretens dieser Erkrankung. Angesichts der Tatsache, daß die PcP 40% aller Erstmanifestationen von AIDS ausmacht, führt eine wirksame Primärprophylaxe zu einer deutlichen Verschiebung des Krankheitsbildes der HIV-Infektion. Der Ausbruch von AIDS wird zeitlich hinausgezögert. Die Wirksamkeit einer Sekundärprophylaxe ist in einer kanadischen Doppelblindstudie hinreichend belegt worden [1]. 34% von 78 mit Placebo behandelten Patienten erkrankten an einem PcP-Rezidiv. Im Vergleich dazu erkrankten nur 6% der 84 Patienten aus der Verum-Gruppe. Die Studie wurde aufgrund dieses Ergebnisses vorzeitig abgebrochen. Weitere Doppelblindstudien zum Nachweis der Wirksamkeit einer Sekundärprophylaxe sind aus ethischen Gründen nicht mehr zulässig.

Eigene Erfahrungen mit der Pentamidin-Inhalation

Über die Wirksamkeit der Primärprophylaxe liegen Langzeituntersuchungen aus unserer Klinik vor. Da die PcP meistens bei einer Helferzellzahl unter 100 Zellen pro mm^3 auftritt und nur selten bei einer höherliegenden Helferzellzahl beobachtet wird, erhält in unserer Klinik jeder Patient, der weniger als 150 Helferzellen pro mm^3 hat, eine primäre Prophylaxe mit Pentamidin-Aerosol. Patienten, die bereits AIDS-Symptome haben, deren Helferzellzahl jedoch über 150 Zellen pro mm^3 liegt, werden ebenfalls in das Prophylaxeprogramm aufgenommen. Die prophylaktische Dosierung beträgt in der Frankfurter Ambulanz 200 mg Pentamidin-Aerosol alle 14 Tage. Zu Beginn der prophylaktischen Inhalation erhalten die Patienten eine sogenannte loading dose von 200 mg an 4 aufeinanderfolgenden Tagen. Die loading dose soll den Ausbruch einer sich möglicherweise entwikkelnden PcP verhindern. Sie wurde aus pragmatischen Gründen und nicht aufgrund einer Studie eingeführt. In der Frankfurter Ambulanz haben bisher 303 Patienten im Schnitt 217 Tage inhaliert. Nur 14 (5%) sind trotz der Inhalation an einer PcP erkrankt. Die Versagerquote lag bei den Patienten ohne bisherige PcP bei 3%, bei denjenigen, die vor Beginn der Inhalation bereits eine PcP-Episode hatten, bei 6%, und bei denjenigen, die bereits 2 Episoden vor Prophylaxebeginn hatten, bei 15% (Tab. 1). Die Inzidenz der PcP unter der Inhalation ist stabil und liegt bei 1–3% pro 100 Behandlungstagen. Einen Anstieg der Inzidenz in Korrelation zur Dauer der prophylaktischen Inhalation wurde nicht beobachtet. Von

Tab. 1. Inzidenz der PcP in Relation zu früheren PcP-Episoden

Anzahl früherer PcP-Episoden	0	1	2	Gesamt
Patientenzahl	215 (100%)	68 (100%)	20 (100%)	303 (100%)
davon Patienten mit PcP	7 (3%)	4 (6%)	3 (15%)	14 (5%)
Beobachtungszeit median (Tage)	217	225	213	217
Beobachtungszeit minimal (Tage)	1	1	3	1
Beobachtungszeit maximal (Tage)	668	845	540	845

Tab. 2. Zeitpunkt des Auftretens der PcP bei Patienten mit Pentamidin-Inhalationsprophylaxe (n = 303)

Behandlungstage	Pat.zahl (kum.)	Pat. mit PcP	
		absolut	in %
0 – 100	303	4	1
101 – 200	204	2	1
201 – 300	155	5	3
301 – 400	104	2	2
401 – 500	45	1	2
501 – 600	15	0	
601 – 900	3	0	

63 Patienten, die bereits 400 – 900 Tage prophylaktisch inhalieren, hat bisher nur einer eine PcP bekommen (Tab. 2). Die Langzeiterfahrungen lassen den Schluß zu, daß Resistenzen nicht auftreten. Das Auftreten von Prophylaxeversagern wird offensichtlich durch konkomitante Lungeninfektionen, die vermutlich die Verteilung und Deposition der Substanz beeinträchtigen, begünstigt.

Das klinische Bild der PcP, die unter der prophylaktischen Pentamidin-Inhalation auftritt, ist im Vergleich zum Krankheitsbild bei Patienten, die keine Prophylaxe betreiben, verändert. Während die PcP bei Patienten ohne Inhalationsprophylaxe vorwiegend die unteren Lungenabschnitte befällt, verlaufen die Prophylaxeversager in der Regel als Oberlappenpneumonien, ähnlich wie die Tuberkulose. Eine Auswertung der PcP-Fälle in unserer Klinik ergab einen deutlich höheren Sauerstoffpartialdruck bei den Pentamidin-inhalierenden Patienten als bei denjenigen, die keine Prophylaxe betrieben haben (86 mmHg gegenüber 72 mmHg). Insgesamt ist die klinische Symptomatik der PcP bei Patienten, die prophylaktisch inhaliert haben, wesentlich diskreter als bei Patienten ohne Prophylaxe.

Schlußfolgerungen

Insgesamt läßt sich feststellen, daß nach Einführung der prophylaktischen Pentamidin-Inhalation die PcP von der häufigsten und am meisten gefürchteten AIDS-Komplikation zu einer seltenen und gut beherrschbaren Erkrankung geworden ist. Während in der „Vor-Pentamidin-Aera" 24% der mit AZT behandelten Patienten innerhalb einer Beobachtungszeit von ca. 200 Tagen an der PcP erkrankten, beobachteten wir die Erkrankung bei nur 6% der Patienten, die zusätzlich zum AZT auch mit Pentamidin prophylaktisch behandelt wurden (Abb. 1).

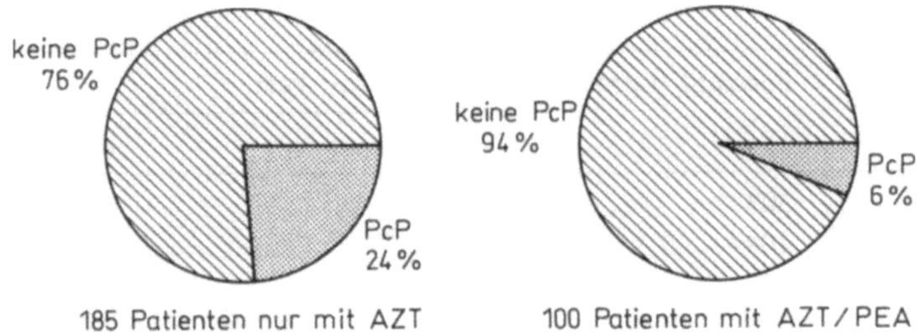

Abb. 1. Auftreten der PcP bei Patienten mit und ohne Pentamidin-Inhalations-Prophylaxe (mittlere Beobachtungszeit: 280 Tage)

Literatur

[1] Montaner, J. S. G., L. Lawson, J. Falutz et al.: Aerosolized pentamidine for the secondary prophylaxis of pneumocystis carinii pneumonia in the acquired immunodeficiency syndrome: A report from the Canadian Cooperative Trial. V. International Conference on AIDS, Montreal, 1989, Abstr. Nr. T. B. P. 54.

[2] Montgomery, A. B., J. M. Luce, J. Turner et al.: Aerosolized pentamidine as sole therapy for pneumocystis carinii pneumonia in patients with acquired immunodeficiency syndrome. Lancet II (1987) 480–482.

[3] Waldman, R. H., D. E. Pearce, R. A. Martin: Pentamidine isothionate levels in lungs, livers, and kidneys of rats after aerosol or intramuscular administration. Am. Rev. Respir. Dis. **108** (1973) 1004–1006.

Pneumocystis carinii bei Herz- und Herzlungentransplantation

H. O. Vetter, A. Hildebrandt, H. Reichenspurner, A. Schlüter, B. Reichart

Abstract

Pulmonary infections after heart (HTx) and heart-lung transplantation (HLTx) remain a severe problem despite progress in immunosuppressive drug therapy. Starting in 1984, during the "cyclosporine era", most complicated infections were found when RATG (rabbit antithymocyte globuline) was given within the first 10 days after transplantation additionally to cyclosporine, azathioprine, and prednisolone. In 79 patients after HTx 37 severe infections were found; in 14 patients after HLTx there were two severe infections during the same time period. Bacteria were most common followed by virus infections and fungi. Five patients suffered from Pneumocystis carinii pneumonia. Two of these patients could be treated successfully with high dose cotrimoxazole intravenously; three patients died. Since the incidence of Pneumocystis carinii pneumonia after HTx and HLTx is increasing a prophylaxis using cotrimoxazole or pentamidine is justified.

Zusammenfassung

Pulmonale Infektionen nach Herz- (HTx) und Herzlungen-Transplantation (HLTx) stellen, trotz des Fortschritts in der immunsuppressiven Therapie, nach wie vor ein schwerwiegendes Problem dar. Während der „Cyclosporin-Ära", in den Jahren ab 1984, beobachteten wir in unserem Krankengut prozentual die meisten komplizierten Infektionen, wenn RATG (rabbit antithymocyte globuline) zusätzlich zu Cyclosporin, Azathioprin und Prednisolon in den ersten 10 postoperativen Tagen gegeben wurde. Von 79 Patienten nach HTx hatten 37 eine schwerwiegende Infektion; von 14 Patienten nach HLTx fanden sich bei zweien schwerwiegende Infektionen während des Untersuchungszeitraumes. Bakterien waren die am häufigsten vorkommenden Mikroorganismen, gefolgt von Viren und Pilzen. Fünf Patienten erkrankten an einer Pneumocystis-carinii-Pneumonie. Zwei von diesen Patienten konnten erfolgreich mit hohen Dosen Cotrimoxazol intravenös behandelt werden; drei Patienten verstarben. Da die Inzidenz der Pneumocystis-carinii-Pneumonie nach HTx und HLTx zuzunehmen scheint, ist eine Prophylaxe mit Cotrimoxazol oder Pentamidin gerechtfertigt.

Einleitung

Seit der ersten Herztransplantation (HTx) im Jahre 1967 und der ersten Herzlungentransplantation (HLTx) im Jahre 1981, wurden auf dem Gebiet der immunsuppressiven Therapie und der Entwicklung neuer Behandlungsschemata erhebliche Fortschritte erzielt. Infektionen bleiben jedoch weiterhin das Hauptproblem nach Transplantation und stellen die Hauptursache der postoperativen Morbidität und Mortalität dar. Trotz der zunehmenden Erfahrung in der postoperativen Behandlung dieser Patienten bleibt die Diagnose und Therapie der Infektionserkrankungen auch für erfahrene Kliniker eine Herausforderung. Es zeigt sich, daß hierbei neue Probleme auftauchen. Besonders die Diagnostik pulmonaler Infektionen nach HTx und speziell nach HLTx ist in den ersten Monaten nach der Operation problematisch. Das Auftreten einer Pneumocystis-carinii-Pneumonie (PcP) beim immunsupprimierten Transplantationspatienten gehört zu diesem Problemkreis.

Dieser Artikel beschreibt unsere Erfahrungen mit Infektionen nach HTx und HLTx und untersucht den Einfluß der verschiedenen Behandlungsschemata seit Einführung von Cyclosporin A (CyA) als wichtigstes Immunsuppressivum. In der frühen Phase dieses Untersuchungszeitraumes beobachteten wir insgesamt 5 Fälle von Pneumocystis-carinii-Pneumonie bei herztransplantierten Patienten.

Patienten und Methoden

Von September 1984 bis Dezember 1989 wurden am Groote-Schuur-Hospital in Kapstadt, Südafrika, insgesamt 116 Herztransplantationen durchgeführt. Im gleichen Zeitraum erfolgten 16 Herzlungentransplantationen. Wegen der unterschiedlichen Exposition gegenüber Infektionen wurden in dieser Studie nur Patienten nach primär othotoper HTx (n = 79) bzw. HLTx (n = 14) berücksichtigt. Das Durchschnittsalter der 69 Männer und 10 Frauen nach HTx betrug 44,3 Jahre (Alter 8 bis 66 Jahre) und das durchschnittliche Alter der Patienten nach HLTx (6 Männer und 8 Frauen) betrug 29,8 Jahre (Alter 15 bis 49 Jahre).

Immunsuppression

Während des Untersuchungszeitraumes wurden drei verschiedene immunsuppressive Therapieschemata angewandt:

Gruppe A (Zeitraum 9/1984 – 11/1988): Diese Patienten erhielten CyA 3 – 5 mg/kg/Tag um Vollblutspiegel von 300 – 500 ng/ml zu erreichen. Außerdem gaben wir Azathioprin 0 – 2 mg/kg/Tag entsprechend den jeweiligen Leukozytenwerten, um Werte zwischen 5000 und 10 000 Zellen/mm^3 einzustellen. Prednisolon in einer Dosierung von 0,3 mg/kg/Tag wurde innerhalb von 10 Wochen nach Transplantation auf 0,15 mg/kg/Tag reduziert. Zusätzlich gaben wir in den ersten 10 Tagen postoperativ RATG (rabbit antithymocyte globuline) in einer Dosierung von 2 – 4 mg IgG/kg/Tag um die T-Lymphozytenwerte auf weniger als 150 Zellen/mm^3 einzustellen.

Gruppe B (Zeitraum 11/1988 – 12/1989): Diese Patienten erhielten die gleiche Basistherapie wie Patienten der Gruppe A. Zusätzlich verabreichten wir jedoch OKT3 (murine monoclonal CD-3 antibody) vom Tage der Transplantation bis zum 13. postoperativen Tag. CyA wurde erst ab dem 10. postoperativen Tage gegeben.

Gruppe C (Zeitraum 11/1988 – 12/1989): Ebenfalls Anwendung des Therapieschemas wie in Gruppe A; jedoch wurde RATG nur bis zum 4. postoperativen Tag verabreicht.

Mikrobiologische Methoden

Alle Patienten erhielten routinemäßig eine perioperative Antibiotikaprophylaxe mit Amikacin und Cloxacillin für 24 Stunden. Zur Prophylaxe gegen Pilzbesiedelung gaben wir Nystatin 4mal täglich. Wegen der hohen Prävalenz der Lungentuberkulose in Südafrika verabreichten wir Isoniazid 300 mg/Tag; seit Anfang 1988 auch Cotrimoxazol in den ersten 6 postoperativen Monaten als Prophylaxe gegen PcP.

Die Diagnose einer pulmonalen Infektion erfolgte nur aufgrund von positiven Proben, welche durch transbronchiale Aspiration oder bronchoskopisch gewonnen wurden. Andere bakterielle, virale und Pilzinfektionen wurden durch die üblichen Routineverfahren diagnostiziert. Infektionen durch Pneumocystis carinii wurden anhand der charakteristischen histologischen Befunde diagnostiziert.

Monitoring und Therapie von Organabstoßung

Bei allen Patienten wurden regelmäßig folgende Untersuchungen durchgeführt: Myocardbiopsie, cytoimmunologisches Monitoring (CIM) und Radionuclid-Szintigraphie. Die Therapie der Abstoßung bestand in der Gabe von je 1 g Methylprednisolon für 3 Tage. In therapieresistenten Fällen wurden die Patienten zusätzlich mit RATG behandelt.

Statistik

Für die statistische Auswertung der Ergebnisse wurde der Kaplan-Meier, Log Rank und der Chi-Quadrat-Test angewandt.

Ergebnisse

Bei den 79 Patienten nach HTx fanden sich insgesamt 37 schwerwiegende Infektionen. In allen 3 Gruppen war der häufigste Infektionsort die Lungen (53%). Das Sternum war in 27% und das Mediastinum in 10% betroffen. Seltener fanden sich Infektionen der Leber, des Gehirnes oder der Augen.

Die Erreger der beobachteten Infektionen sind in Tabelle 1 dargestellt. Bakterien waren die am häufigsten vorkommenden Keime: 52% in Gruppe A, 83% in Gruppe B und zu 100% in Gruppe C. An zweiter Stelle der Häufigkeit standen virale Ursachen: 28% in Gruppe A und 17% in Gruppe B. Protozoen fanden sich mit 17% in Gruppe A. Schwerwiegende Pilzinfektionen spielten in unserem Krankengut eine untergeordnete Rolle.

Das mikrobiologische Spektrum ist in Tab. 1 dargestellt. Die 5 Patienten mit Pneumocystis-carinii-Infektion traten alle in Gruppe A auf. Bei drei dieser Patienten fand sich zusätzlich eine Infektion mit Cytomegalievirus.

Tab. 1. Mikrobiologisches Spektrum schwerwiegender Infektionen nach Herztransplantation

		Gruppe			
		A n = 47	B n = 10	C n = 22	gesamt
Bakterien	Staph. aureus	4	3	1	8
	Klebsiella	3	2	1	6
	Hämophilus	3	2		5
	Pseudomonas	1	2		3
	Mycobact. tub.	2			2
	Staph. epi.	1			1
	Strept. pneu.		1		1
	Nocardia	1			1
Viren	CMV	6	2		8
	Herpes simplex	1			1
	HV-B1	1			1
Pilze	Candida	1			1
Sonstige	Pneumocyst. car.	5			5

Bei 18 Patienten fanden sich 22 schwerwiegende Infektionen der Lunge. Die Hälfte dieser Patienten mußte aufgrund der klinischen Symptome intubiert und beatmet werden. Alle diese Patienten verstarben; im Gegensatz zu nur einem tödlichen Ausgang bei Patienten, die keiner maschinellen Beatmung bedurften. Von den Patienten, welche an PcP erkrankten, verstarben drei.

Das klinische Bild der pulmonalen Infektionen zeigte bei 81% der Patienten einen fieberhaften Temperaturanstieg, bei 49,5% Dyspnoe, bei 36% Husten und bei 27% der Patienten Veränderungen im weißen Blutbild. In allen Fällen schwerer pulmonaler Infektionen fanden sich auch Veränderungen im Röntgenbild des Thorax. Speziell bei PcP fanden wir als Symptome bei unseren 5 Patienten in 91% eine deutliche Dyspnoe, Fieber in 66%, Husten bei 50% der Patienten in Verbindung mit Zyanose in 39%. Rasselgeräusche entweder über der gesamten Lunge oder nur basal bei 33% und eine Hepatomegalie (eventuell auch durch gleichzeitige CMV-Infektion) in 35%. Eine übermäßige Sputumproduktion fand sich in der Regel bei der PcP nicht.

Die zeitliche Verteilung des Auftretens bakterieller, viraler, durch Protozoen und durch Pilze bedingter Infektionen zeigte ein ähnliches Verteilungsmuster in den einzelnen Gruppen (Abb. 1). 70% aller Infektionen traten in den ersten 6 Monaten nach HTx auf. Die viralen Infektionen – hier handelte es sich vorwiegend um CMV-Infektionen – traten auch noch gehäuft zwischen dem 6. und 12. postoperativen Monat auf.

Diskussion

Diese Studie untersuchte die Häufigkeit und Art der schwerwiegenden Infektionen nach HTx und HLTx, welche an einer Klinik mit langjähriger Transplantationserfahrung seit Beginn der „Cyclosporin-Ära“ beobachtet wurden. Grundsätzlich kann aufgrund der Ergebnisse festgestellt werden, daß eine höhere Immunsuppression das Infektionsrisiko erhöht. Die 10- bzw. 14tägige postoperative Gabe von ATG bzw. OKT-3 erhöht signifikant die Infektionsmorbidität und -mortalität. Die besten Ergebnisse diesbezüglich finden sich in Gruppe A, in welcher ATG für 4 Tage postoperativ gegeben wurde. Eine routinemäßig längere Gabe sollte daher vermieden werden. Wie berichtet, finden sich in dieser Gruppe auch die wenigsten Abstoßungsreaktionen [4].

Rubin und Mitarbeiter [8] haben für Nierentransplantierte ein „Infektionsmuster“ beschrieben. In Anlehnung daran findet sich ein ähnliches Profil beim herztransplantierten Patienten (Abb. 1). Im ersten postoperativen Monat sind opportunistische Infektionen durch Pilze, Nokardiosen und Protozoeninfektionen extrem selten. Die bakteriellen Infektionen stehen in dieser Zeit im Vordergrund und betreffen meist die Wunde, die Lunge und die Harnwege. Die nicht-bakteriellen

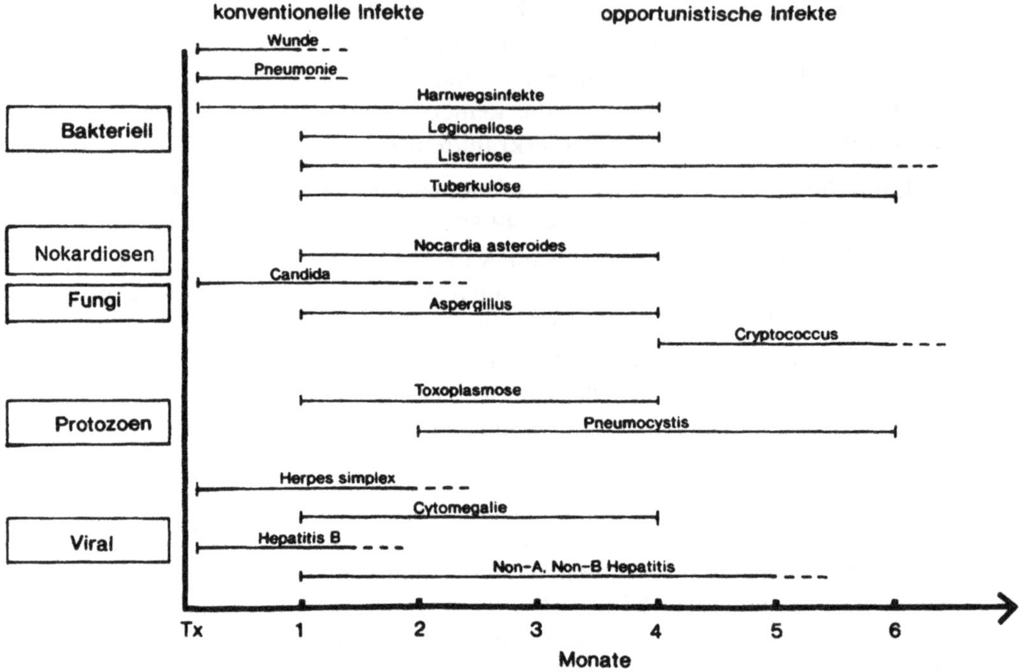

Abb. 1. Schematische Darstellung des zeitlichen Auftretens der Infektionstypen bei Patienten nach Herztransplantation (nach Rubin und Mitarbeiter; [8]).

Infektionen bereiten in der Regel größere diagnostische und therapeutische Probleme. Die Zeitspanne vom 1. bis 6. Monat nach Transplantation ist die kritische Zeit für alle Empfänger hinsichtlich des Risikos, an einer lebensbedrohlichen Infektion zu erkranken. Während dieser Zeit erreicht die immunsuppressive Therapie und Wirkung ihren Höhepunkt; Cytomegalievirus und Herpes-simplex-Virus-Infektionen treten auf und andere opportunistische Infektionen nehmen zu. In der späten Phase nach Transplantation – über 6 Monate – treten gewöhnlich chronische virale Infektionen, besonders Cytomegalie und Hepatitis, auf.

Der Respirationstrakt war der häufigste Infektionsort des herztransplantierten Patienten. In allen Gruppen waren die Lungen mit 50–60% betroffen. Auch bei einer Untersuchung von Schulmann und Mitarbeitern [9] war der Respirationstrakt in etwa 50% der Fälle der Ort der Infektion. Eine Studie von Dummer und Mitarbeitern [1] fanden bei 18 HLTx-Patienten die Lungen in 67% der Fälle als primäre Infektionslokalisation.

Staphylococcus aureus, Klebsillen und Hämophilus waren in allen Gruppen die häufigsten Infektionserreger unter den Bakterien. Bei den Viren war CMV dominant. In Gruppe A fanden sich 5 pulmonale Infektionen mit Pneumocystis carinii. Bei 4 dieser Patienten traten die Infektionen zwischen dem 3. und 6. postoperativen Monat auf; bei einem Patienten im 8. Monat nach der Transplantation. Also zu einem Zeitpunkt, als die immunsuppressive Therapie in aller Regel bereits reduziert ist. Dieses charakteristische zeitliche Auftreten der PcP vorwiegend in dieser Zeitspanne wurde auch von anderen Untersuchern festgestellt [1, 5, 7]. Nach den Erfahrungen mit den 5 Fällen von PcP begannen wir eine routinemäßige Prophylaxe mit Cotrimoxazol (480 mg/Tag) für die ersten 6 postoperativen Monate. In einer randomisierten Studie haben Olson und Mitarbeiter [6] an 49 konsekutiven Patienten bei HTx gezeigt, daß eine Prophylaxe mit Cotrimoxazol, über 4 Monate nach Transplantation durchgeführt, eine PcP verhindert. Derzeit erhalten unsere Patienten in den ersten 6 Monaten postoperativ zweimal wöchentlich je 480 mg Cotrimoxazol per os als Prophylaxe.

Die Therapie der pulmonalen Infektionen mit zum Teil schwerwiegenden Symptomen erfolgte in unserem Krankengut durch hohe Dosen Cotrimoxazol intravenös. 3 der 5 erkrankten Patienten mußten intubiert und beatmet werden; diese 3 Patienten konnten nicht erfolgreich therapiert werden und verstarben (Tab. 2).

Tab. 2. Letalität und Pneumocystis-carinii-Pneumonie

Autor	HTx	HLTx
Dummer et al. 1968 [1]		0/6
Penketh et al. 1988 [7]		1/2
Green et al. 1989 [2]	0/1	
Cape Town 1989	3/5	
Univ. München 1989 [5]	0/1	

(Verstorbene/Erkrankte)

Kemkes und Mitarbeiter [5] beobachteten im gleichen Untersuchungszeitraum einen Fall von PcP mit schwerwiegenden Krankheitssymptomen. Dieser Patient wurde zusätzlich mit Pentamidin behandelt und überlebte. Soweit die Literatur übersehen werden kann, scheinen einzelne Kliniken mehr oder weniger Probleme mit Pc-Infektionen zu haben. Eine höhere Inzidenz der Pc-Infektion beobachtet man offensichtlich nach HLTx [1]. In einer Arbeit von Gryzan und Mitarbeitern [3] wird sogar die Möglichkeit diskutiert, daß die PcP bei Patienten nach HLTx zur Entstehung einer chronischen Abstoßungsreaktion beiträgt.

In unserer Studie traten Pneumonien durch Pneumocystis carinii nur in Gruppe A auf. Die ungewöhnlich hohe Inzidenz von 17% kann nach unseren Ergebnissen nur mit der verlängerten ATG-Prophylaxe erklärt werden. Penketh und Mitarbeiter [7] haben ebenfalls eine höhere Inzidenz für PcP bei Patienten beobachtet, bei denen eine ATG-Prophylaxe durchgeführt wurde.

Schlußfolgerungen

- Die Inzidenz der PcP scheint in den letzten Jahren deutlich zuzunehmen.
- Eine Kombination von Pc- und CMV-Infektion findet sich in 50% der Fälle.
- Die PcP scheint bei HLTx häufiger vorzukommen als bei HTx.
- Ein hoher Prozentsatz der an PcP erkrankten Transplantationspatienten verstirbt.
- Eine wirksame Langzeitprophylaxe ist erforderlich.

Literatur

[1] Dummer, J. S., C. G. Montero, B. P. Griffith et al.: Infections in heart-lung transplant patients. Transplantation **41** (1986) 725 – 729.

[2] Green, M., E. R. Wald, F. J. Fricker: Infections in pediatric orthotopic heart transplant recipients. Pediatr. Infect. Dis. J. **8** (1989) 87 – 93.

[3] Gryzan, S., I. L. Paradis, A. Zeevi et al.: Unexpected high incidence of pneumocystis carinii infection after lung-heart transplantation. Am. Rev. Respir. Dis. **137** (1988) 1268 – 1274.

[4] Hildebrandt, A., H. Reichenspurner, S. Vosloo et al.: Influence of modern immunosuppression on infectious morbidity and mortality. Thorac. Cardiovasc. Surg. (in press).

[5] Kemkes, B. M.: Personal communication.

[6] Olson, S. L., T. E. Eastburn, D. G. Renlund et al.: Trimethoprim-Sulfamethoxazole prevents pneumocystis carinii pneumonia in cardiac transplant recipients. J. Heart Transpl. **9** (suppl.) (1990) 59 (Abstract).

[7] Penketh, A. R. L., T. W. Higenbottam, J. Hutter et al.: Clinical experience in the management of pulmonary opportunist infection and rejection in recipients of heart-lung transplants. Thorax **43** (1988) 762 – 769.

[8] Rubin, R. H., J. S. Wolfson, A. B. Cosimi: Infections in the renal transplant recipient. In: R. E. Dixon (ed.): Nosocomial Infections, S. 121. Yorke Medical Books, Atlanta 1981.

[9] Schulman, L. L., C. R. Smith, R. Drusin et al.: Respiratory complications of cardiac transplantation. Am. J. Med. Sci. **269** (1988) 1 – 10.

Die Pneumocystis-carinii-Pneumonie: eine lebensbedrohliche Komplikation nach Nierentransplantation

H. Chlebowski, D. Bach, F. W. Kemmer, P. Heering, B. Grabensee

Abstract

Aggressive immunosuppression in kidney transplantation increase the risk of opportunistic infections. We report ten cases of Pneumocystis carinii pneumonia in a group of 420 kidney recipients (2.1%). All patients showed a severe – hyperacute – course of the infection. One patient required mechanical ventilation. In all cases the diagnosis could be established applying fibreoptic bronchoscopy with lavage and partly using transbronchial biopsy. The therapy consisted of intravenous cotrimoxazole and inhalation of pentamidine. All patients survived even after severe course of the disease. Graft explantation for saving patients was not necessary.

Zusammenfassung

Durch die aggressivere Immunsuppression nach Nierentransplantation wird das Auftreten opportunistischer Infektionen begünstigt. Wir berichten über 10 Episoden einer Pneumocystis-carinii-Pneumonie bei 420 Nierentransplantationen (2,1%). Alle Patienten zeigten einen schwersten – hyperakuten – Krankheitsverlauf. Ein Patient mußte beatment werden. Die Diagnostik erfolgte mittels Bronchoskopie und zentraler Lavage und zum Teil transbronchialer Zangenbiopsie (Diagnosesicherung 100%). Therapeutisch wurden Cotrimoxazol intravenös und Pentamidin inhalativ angewandt. Alle Patienten überlebten trotz schwerstem Krankheitsverlauf. Eine Aufgabe des Transplantates aus vitaler Indikation war nicht erforderlich.

Einleitung

Die Pneumocystis-carinii-Pneumonie (PcP) wurde früher fast ausschließlich bei Frühgeborenen und Säuglingen, insbesondere mit angeborenem Immundefekt beobachtet [18]. Auch chronische Infekte, wie Tuberkulose und systemische Pilzerkrankungen, begünstigen das Auftreten von Pneumonien mit opportunistischen Keimen. Häufig werden solche Infekte auch in Hungergebieten der Dritten Welt, aber auch nach Kriegshandlungen, wie in Mitteleuropa nach dem 2. Weltkrieg oder im Vietnamkrieg, gesehen [8]. Hier, wie beim chronischen Drogenmißbrauch, kommt es über eine Kalorien- und Proteinmangelversorgung zur körperlichen Abwehrschwäche [31, 29]. Nach Einführung der zytostatischen Therapie von Malignomen wurde eine zunehmende Häufigkeit dieser Infektionen auch beim Erwachsenen gesehen [42, 17]. Zytostase und Bestrahlung bzw. auch die Kombination beider Methoden führen zu einer erheblichen Immunsuppression des Patienten, die sowohl während der Behandlung, als auch nach Reduktion der Therapie oder in der Remission zu einer Erkrankung mit opportunistischen Keimen führen kann [45].

Die PcP ist die häufigste opportunistische Infektion bei Patienten mit dem erworbenen Immunmangelsyndrom AIDS [41, 7]. Auch die immunsuppressive Therapie bei Systemerkrankungen und insbesondere nach Organtransplantation, bei erheblich verminderter humoraler oder zellulärer Abwehr, begünstigen das Auftreten von opportunistischen Infektionen. Bereits 1969 beschrieb Le Clair [24] die PcP als schwerwiegende Komplikation nach Herztransplantationen. Briggs [3] und Cohen [6] beschrieben die ersten PcP nach Nierentransplantationen 1971. Im selben Jahr wurde die PcP nach Knochenmarktransplantation berichtet [43]. In Abb. 1 sind die opportunistischen Pneumonieerreger nach Nierentransplanta-

0–1 Monate	
Aspiration, Wundinfektionen mit Streuung	
1–4 Monate	
Cytomegalie	Pneumocystis
Herpes simplex	Aspergillus
Varicella zoster	Nocardia
Adenovirus	Mykobakterien
mehr als 4 Monate	
Pneumocystis	Cryptococcus
Legionella	

Abb. 1. Ursache und Erreger von Pneumonien nach Nierentransplantation und ihr zeitliches Auftreten post transplantationem

tion und ihr zeitliches Auftreten postoperativ aufgelistet. Die Aufstellung erfolgte in Anlehnung an die „post transplant infection time tables“ von Rubin et al. von 1981 [36] und Wilson et al. von 1985 [48].

Mikrobiologische Aspekte

Pneumocystis carinii zählt zu den opportunistischen Erregern, die bei verminderter humoraler oder zellulärer Abwehrlage mit hoher Organspezifität für die Lunge zu einer interstitiellen plasmazellulären Pneumonie führen. Dabei handelt es sich um einen ubiquitär vorkommenden Eukaryoten, der den Protozoen zuzurechnen ist. Unklar ist, ob der Keim als nicht pathogener Erreger bereits in den Lungen von Patienten vorhanden ist, und durch Immunsuppression der Ausbruch einer Pneumonie provoziert wird, oder ob der Keim durch latente Parasitenträger, wie Krankenhauspersonal oder Besucher, als Vektor, aerogen übertragen wird [40]. Eine akute fulminante Verlaufsform der PcP beobachtet man vor allem beim immunsupprimierten Patienten. Unbehandelt verläuft die Erkrankung letal, und auch unter Therapie sind Mortalitätsraten von 20 – 30% beschrieben [15].

Bedeutung der Immunsuppression nach Nierentransplantation für das Auftreten opportunistischer Infektionen

Der Hauptgrund für das erhöhte Infektionsrisiko nach Nierentransplantation ist die medikamentös induzierte Immunsuppression, die zu einer Supprimierung der T-Zell-vermittelten Immunantwort führt und somit das Auftreten von opportunistischen Keimen fördert. Nach Nierentransplantation werden verschiedene Formen der Immunsuppression verwendet. Als Basistherapeutika werden Glukokortikoide, Azathioprin und Cyclosporin A verwendet. Antilymphozytenserum, Antithymozytenserum sowie monoklonale Antikörper gegen T-Lymphozyten (OKT3) kommen zum Einsatz bei Abstoßungstherapie sowie zur primären Immunsuppression bei sogenannten „High risk“-Patienten in Verbindung mit Methylprednisolon oder Cyclosporin A.

Neben den bekannten entzündungshemmenden Einflüssen der Glukokortikoide, wie Hemmung der Migration der neutrophilen Granulozyten und Lymphozyten, kommt es zu einer Konzentration der Lymphozyten in lymphatische Gewebe. Immunsuppression nach Organtransplantation beinhaltet Unterdrückung von Produktion und Immunantwort verschiedener Lymphokine, wie z. B. Interleukin-2 [9]. Azathioprin wird als ein Derivat von 6-Mercaptopurin in Form von S-Imidazol in die zelluläre DNS eingebaut und ändert somit die Synthese der RNS. Durch Azathioprin wird die Lymphozyten DNS-Synthese, RNS-Synthese und somit ihre Proliferation bei Antigenstimulation verhindert, wobei sowohl die Effektor-B- als auch T-Lymphozyten betroffen sind [9]. Cyclosporin A hemmt, konzentrationsabhängig und reversibel, die Produktion und Sekretion von Interleukin-2 in den T_h-Zellen. Damit unterbindet Cyclosporin A die Bildung der Proliferation von zytotoxischen T-Lymphozyten, ohne die Gesamtzahl der T-Zellen maßgeblich zu beeinflussen. Weiterhin unterdrückt Cyclosporin A die Bildung anderer Lymphokine in den T-Zellen, wie zum Beispiel Faktoren, welche die Mobilität der Makrophagen inhibieren, Gammainterferon, weitere chemotaktische Mediatoren und den Wachstumfaktor für B-Zellen. Der Effekt von Cyclosporin A auf die Interleukin-2 Produktion kann direkt mit klinischen Beobachtungen korreliert werden. Bei transplantierten Patienten ist eine verminderte Interleukin-2 Produktion zu beobachten. Unterbleibt diese Hemmung, dann tritt eine Abstoßungsreaktion auf. Es ist also der Cyclosporin A bedingte Mangel an Interleukin-2, der die Proliferation von Vorläufern zu cytotoxischen T-Zellen und damit die Immunreaktion gegen zelluläre Antigene auf transplantierten Organen und Geweben verhindert [23].

Bedeutung der Pneumonie nach Nierentransplantation

Pneumonien treten in 10–25% der nierentransplantierten Patienten auf und haben eine Mortalität von 40–60%. Somit sind Pneumonien die häufigsten Todesursachen aus infektiösen Gründen [10, 2]. Während im ersten Monat post transplantationem bakterielle Pneumonien im Vordergrund stehen, treten ab dem zweiten Monat zunehmend Infekte mit opportunistischen Keimen, wie dem Zytomegalievirus, Pilzen, Nocardien und Pneumocystis carinii auf [32].

Häufig geht eine Zytomegalieviruspneumonie einer Superinfektion mit anderen opportunistischen Erregern voraus, oder sie ist mit ihr vergesellschaftet [19, 12]. Grund hierfür mag sein, daß das Zytomegalievirus eine über die Immunsuppression hinausgehende T-Zellsuppression ausübt.

Patientengut und Methoden

Von 1977 bis Ende 1989 wurden an unserer Klinik 420 Nierentransplantationen durchgeführt. Bei 9 Patienten (2,1%) kam es 2 bis 64 Monate nach Transplantation zu insgesamt 10 Episoden einer PcP. Bei klinischem Verdacht auf eine atypische Pneumonie wurde bei allen Patienten eine Bronchoskopie mit Lavage (n = 10) und zum Teil zusätzlich eine transbronchiale Zangenbiopsie (n = 8) entnommen. Eine unverzügliche zytopathologische Diagnostik mit Giemsa-Färbung und Grocott-Färbung erfolgte. In allen Fällen gelang es am Tag der stationären Aufnahme die Diagnose zu sichern (n = 10). Die hier aufgeführten Episoden einer PcP wurden bis Anfang 1983 retrospektiv aufgearbeitet und ab Mai 1989 prospektiv beobachtet. Bei geringer Fallzahl erfolgte die statistische Aufarbeitung, sofern Mittelwerte angegeben, als „Standard Error of the Mean".

Anamnestisch entwickelten alle Patienten innerhalb von 24 bis 48 Stunden rasch Temperaturen und Dyspnoe. Bei 6 Patienten bestand eine ausgeprägte Ruhe-Dyspnoe. Die mittlere arterielle Sauerstoffsättigung lag bei 59 ± 12 mmHg im Sinne einer respiratorischen Partialinsuffizienz. Alle Patienten hatten erhöhte Temperaturen (39,3 ± 0,5 °C). 7 Patienten klagten über einen trockenen unproduktiven Reizhusten. Nur bei 4 Patienten bestand ein pathologischer Auskultationsbefund. Bei 9 Patienten konnten röntgenologische Veränderungen der Lunge im Sinne einer atypischen Pneumonie diagnostiziert werden. Im weiteren Verlauf bedurften alle Patienten einer O_2-Insufflation über Maske in unterschiedlicher Zumischung. Die T4/T8 Ratio war mit 1,1 ± 0,6 nicht übermäßig reduziert. In einer Episode kam es im weiteren Verlauf zu einer respiratorischen Globalinsuffizienz.

Im exemplarischen Verlauf der pulmonalen Komplikation der Erkrankung soll ein 50jähriger Patient vorgestellt werden, bei dem 1989 eine erfolgreiche Nierentransplantation durchgeführt wurde. Nach 2maliger Abstoßungstherapie mit hochdosierten Kortikoidgaben kam es zwei Monate danach zu Temperaturen, Dyspnoe, trockenem Reizhusten sowie zu einer fulminaten interstitiellen Pneumonie. Zwei Tage nach Erkrankungsbeginn kam es zu einer respiratorischen

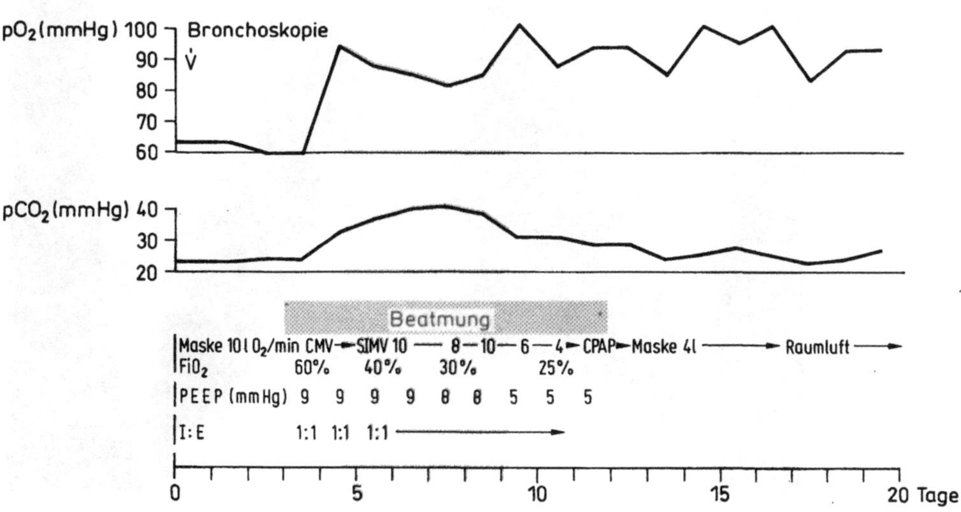

Abb. 2. Beatmungspflichtige interstitielle Pneumonie mit Pneumocystis carinii bei Diagnosesicherung

Globalinsuffizienz. Nachdem es unter Sauerstoffzufuhr über Maske zu einer weiteren Verschlechterung der Blutgase gekommen war, mußte am 4. Tag nach Erkrankungsbeginn eine kontrollierte Beatmung begonnen werden. Abb. 2 zeigt den Verlauf der 9tägigen Beatmungstherapie, Abb. 3 und 4 zeigen den Verlauf

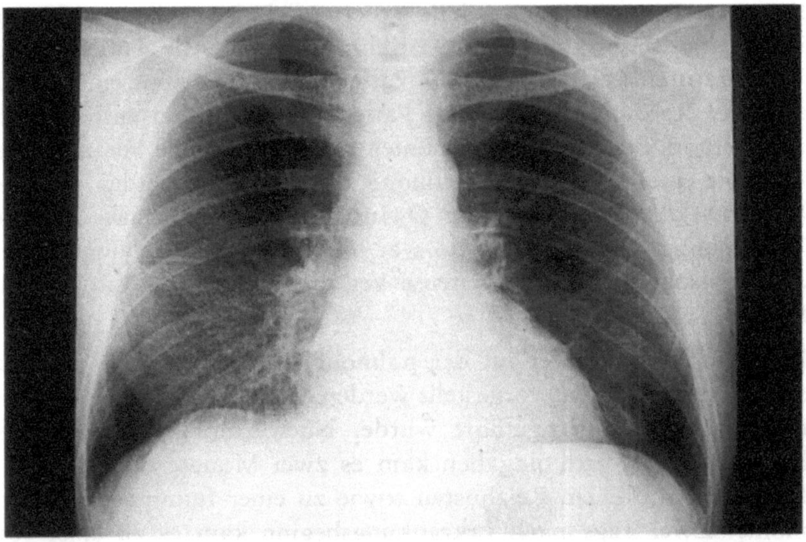

Abb. 3

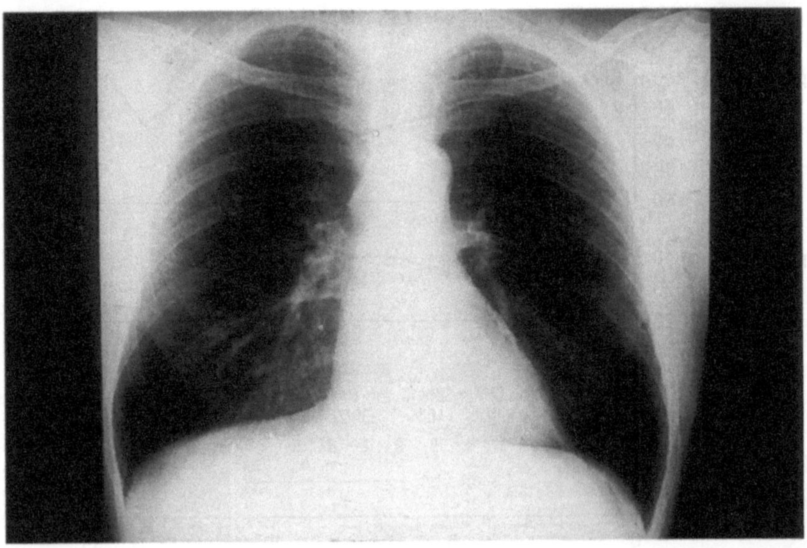

Abb. 4

Abb. 3 und 4. Schwerer Verlauf einer PcP nach Nierentransplantation mit beatmungspflichtiger respiratorischer Globalinsuffizienz, Abb. 3 vor Intubation; Abb. 4 nach Therapie einer PcP vor Intubation und nach Therapie. Initial waren Sauerstoffzumischungen von 60% sowie ein I : E-Verhältnis von 1 : 1 erforderlich, um eine ausreichende arterielle Sauerstoffsättigung zu erreichen. Unter diesen Beatmungsverhältnissen sowie der genannten Kombinationstherapie konnte die Sauerstoffzumischung rasch auf 40% erniedrigt werden. Im weiteren Verlauf, in Abb. 2 durch den Pfeil angedeutet, wurden die Beatmungsverhältnisse physiologischer gestaltet. Die Sauerstoffzumischungen konnten kontinuierlich reduziert werden und der Patient nach 9tägiger Beatmung extubiert werden.

In der Initialphase der Entzündung wurde die Immunsuppression bei allen Patienten auf ein Mindestmaß reduziert. Bei allen Patienten wurde in der Akutphase das Azathioprin abgesetzt. Kortikoide und Cyclosporin wurden soweit wie möglich reduziert und im engmaschigen Monitoring eine Abstoßungsreaktion verhindert.

Ergebnisse

Nach Sicherung der Diagnose und bei schwersten Krankheitsbildern wurde unverzüglich eine Therapie mit Trimethoprim (800 mg/die) und Sulfamethoxazol (4000 mg/die) eingeleitet. Die Applikation erfolgte intravenös in zwei Tagesdosen. Seit 1987 wurden zusätzlich tägliche Inhalationen mit Pentamidin in einer Dosierung von 3 – 4 mg/kg KG durchgeführt. Die Dauer der Kombinationstherapie richtete sich nach Klinik, Blutgasen, Laborwerten und dem röntgenologischen Verlauf. Die parenterale Trimethoprim-Sulfamethoxazol-Therapie erfolgte durchschnittlich 29 ± 9 Tage (15 – 46 Tage). Die Inhalation mit Pentamidin wurde durchschnittlich 21 ± 11 Tage (8 – 40 Tage) durchgeführt.

Die Therapie mit Trimethoprim und Sulfamethoxazol ist zwar gesichert, hat allerdings erhebliche Nebenwirkungen auf Transplantatniere und Knochenmark. Deshalb entschlossen wir uns zu einer Kombinationstherapie mit Pentamidin in einer Dosierung von 3 – 4 mg/kg KG, um hierbei die Trimethoprim-Sulfamethoxazol-Therapie besser variieren bzw. absetzen zu können, wenn erhebliche Nebenwirkungen vorlagen. In Abb. 5 sind die am häufigsten aufgetretenen Nebenwirkungen der Trimethoprim-Sulfamethoxazol-Therapie im Verlauf der Behandlung dargestellt, wobei zu beachten ist, daß in 9 von 10 Episoden eine Vorbehandlung mit Azathioprin erfolgte. Die Leukozytenzahl im Serum fiel von 8000/µl auf 3400/µl ab und stieg am Ende der Behandlung erneut auf 5800/µl an. Gleichzeitig zeigte sich ein Abfall der Thrombozyten von durchschnittlich 298 000/µl auf 80 000/µl. Nach Therapieende stiegen die Werte erneut auf 182 000/µl an. Gleichzeitig zeigte sich ein durchschnittlicher maximaler Anstieg des Serumkreatinins von 1,7 mg/dl auf durchschnittlich 3,0 mg/dl. Leukopenie, Thrombopenie sowie eine Verschlechterung der Nierenfunktion sind ernstzuneh-

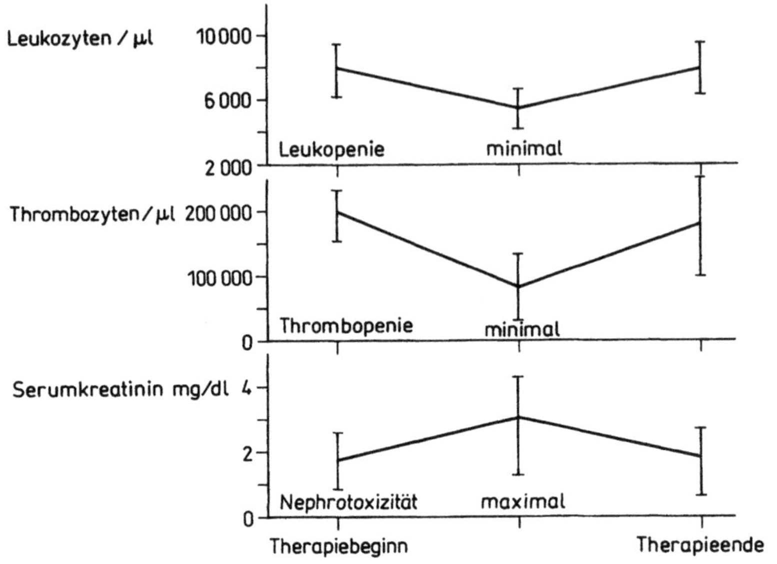

Abb. 5. Nebenwirkungen der Trimethoprim-Sulfamethoxazol-Therapie

Tab. 1. Nebenwirkungen der Therapie der PcP mit Trimethoprim-Sulfamethoxazol i. v. und Pentamidin-Inhalationen bei 10 nierentransplantierten Patienten

Cotrimoxazol	
gastrointestinale Beschwerden	n = 7
Leukopenie	n = 10
Thrombopenie	n = 5
Hepatopathie	n = 7
Nephrotoxizität	n = 5, Akutes Nierenversagen n = 1
Pentamidin	
gastrointestinale Beschwerden	n = 7
Bronchospasmen	n = 7
toxische Alveolitis	n = 1

mende Komplikationen der Trimethoprim-Sulfamethoxazol-Therapie. In Tab. 1 sind die Häufigkeiten der Nebenwirkungen der Therapie an unserem Patientengut aufgelistet.

7 von 10 Patienten zeigten unspezifische gastrointestinale Beschwerden, die zum Teil mit Antiemetika behandelt werden mußten. Alle Patienten zeigten eine Leukopenie. Bei 5 Patienten wurde eine Thrombopenie mit Werten unter 100 000/µl gesehen. In einer Episode kam es zu einem Abfall der Thrombozyten auf 2000/µl. Es mußten Thrombozytenkonzentrate transfundiert werden. Eine

Hepatopathie als Ursache eines passageren Transaminasenanstieges fand sich bei 7 Patienten ohne Hinweis auf gleichzeitige Zytomegalieinfektion oder Cyclosporin A-Überdosierung. Bei 5 Patienten wurden ansteigende Retentionswerte beobachtet. Eine Patientin erlitt im Rahmen der Behandlung ein akutes Nierenversagen. Bei lokaler Anwendung mit Pentamidin ist nicht mit systemischer Wirkung zu rechnen. Alle Patienten berichteten jedoch über Übelkeit unter Inhalationstherapie. Alle Patienten klagten über eine mehr oder minder ausgeprägte Reizung der Atemwege, die über eine Histaminausschüttung und Bronchospasmen zu erklären ist. Bei einem Patienten fand sich bei Therapieende und weiteren pulmonalen Beschwerden histologisch das Bild einer toxischen Alveolitis, die auf die vorausgegangene Inhalationstherapie zurückzuführen war.

Im exemplarischen Verlauf zeigt Abb. 6 das Auftreten einiger der oben genannten Nebenwirkungen. Es handelt sich um eine 50jährige Patientin, bei der im Oktober 1987 eine Nierentransplantation durchgeführt wurde. Im November des gleichen Jahres wurde eine Abstoßungstherapie erfolgreich mit Antilymphozytenglobulinen behandelt. Ein Monat nach Eskalation der Immunsuppression fiel die Patientin durch Temperaturen um 39 °C, trockenem Reizhusten und eine respirato-

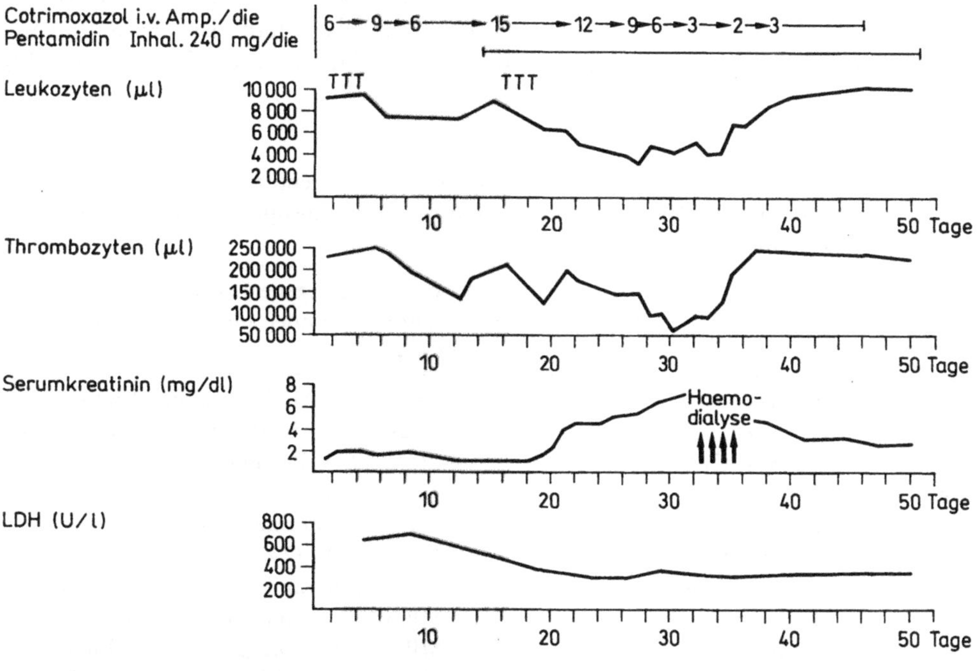

Abb. 6. Nebenwirkungen der intravenösen Trimethoprim-Sulfamethoxazol-Therapie bei einer 50jährigen nierentransplantierten Patientin
T = Temperaturen; senkrechte Pfeile = Haemodialysen.

rische Partialinsuffizienz auf. Die durchgeführte Diagnostik ergab den Befund einer PcP. Es zeigte sich eine für den Verlauf typische erhöhte LDH um 600 U/l. Das Serumkreatinin war initial 1,2 mg/dl. Nach 4 Tagen war die Patientin entfiebert, die intravenöse Therapie wurde reduziert. Am 14. Tag nach Therapiebeginn kam es erneut zu Temperaturen und einer Verschlechterung der pulmonalen Situation.

Unter dem Eindruck eines Rezidivs wurde die intravenöse Therapie hochdosiert weitergeführt. Die Patientin erholte sich rasch, laborchemisch zeigte sich jedoch ein rascher Abfall der Leukozyten und Thrombozyten. Trotz erneuter Reduktion der intravenösen Therapie stieg gleichzeitig das Serumkreatinin rapide an. Am 32. Tag nach Erkrankungsbeginn bestand ein akutes Nierenversagen, das über einen Zeitraum von 4 Tagen mit der Haemodialyse behandelt werden mußte. Nach weiterer Reduktion der Therapie erholten sich Leukozyten, Thrombozyten sowie die Nierenfunktion. Das Serumkreatinin war bei Entlassung 1,9 mg/dl.

Alle Patienten mit einer PcP erhielten als Basisimmunsuppressivum Methylprednisolon. Ein Patient wurde mit einer Kombination von Methylprednisolon und Azathioprin, eine Patientin mit einer Kombination von Methylprednisolon und Cyclosporin A behandelt. 7 Patienten wurden mit einer Tripletherapie bestehend aus Methylprednisolon, Azathioprin und Cyclosporin behandelt. Zwei weitere Patienten wurden primär post transplantationem als „High risk"-Patienten mit Antithymozytenglobulinen behandelt. Bei 7 der 10 Patienten schuf eine übermäßig

Tab. 2. Diagnose der PcP bei 10 nierentransplantierten Patienten, 10 Episoden, in zeitlichem Bezug zur Nierentransplantation, Basisimmunsuppression und Eskalation der Immunsuppression

Episoden	Basisimmun-suppression	Diagnose der PcP posttranspl. (Monate)	Vorausgegangene Eskalation der Immunsuppression oder andere prädisponierende Ereignisse
1	MP, Aza	48	sekundärer AK-Mangel bei Azathioprin
2	MP, Aza	64	sekundärer AK-Mangel bei Azathioprin
3	MP, Aza, CyA	3	akute CMV-Pneumonie
4	MP, Aza, CyA	6	ATG, OKT_3
5	MP, CyA	2	ALG, MP-Stoßtherapie
6	MP, Aza, CyA	3	ALG, OKT_3 (2 ×)
7	MP, Aza, CyA	3	MP-Stoßtherapie (2 ×), CMV-Infekt
8	MP, Aza, CyA	6	MP-Stoßtherapie, OKT_3, ATG
9	MP, Aza, CyA	3	MP-Stoßtherapie (2 ×), CMV-Infekt
10	MP, Aza, CyA	3	ATG, OKT_3, MP-Stoßtherapie, CMV-Infekt

MP: Methylprednisolon, Aza: Azathioprin, CyA: Cyclosporin A

reduzierte Immunantwort die Voraussetzung für das Entstehen einer PcP. Bei der Betrachtung unseres gesamten Patientengutes fällt auf (Tab. 2), daß Patienten unter einer Tripletherapie eine höhere Inzidenz an PcP haben (4,9%) als die Vergleichsgruppe.

Unter Azathioprin und Kortikoiden oder unter Cyclosporin A und Kortikoiden trat die Erkrankung nur in einem Prozent der transplantierten Patienten auf. In allen Fällen war kurz zuvor eine Eskalation der Immunsuppression vorausgegangen. Auf den ersten Blick scheint deutlich eine Kortikoidstoßtherapie, die am häufigsten verwendete Eskalation der Immunsuppression, Ursache für das Entstehen einer PcP zu sein. Andererseits zeigt sich jedoch, daß zumindest in zwei Fällen zusätzlich Antilymphozytenglobulin oder OKT3 gegeben wurde.

Diskussion

Die PcP ist eine ernstzunehmende Komplikation nach Nierentransplantation, die in bis zu 6% aller Patienten nach Nierentransplantation auftritt [25, 17]. Die Mortalität ist beim unbehandelten Patienten 100% und kann auch nach Therapieeinleitung 20–30% betragen [17]. Bei klinischem Verdacht auf eine PcP entscheidet der rasche Nachweis oder Ausschluß dieser Erkrankung über die Prognose. Während Haen [13], Walzer [46] und Kovacs [20] bei nicht HIV-induzierter Immunschwäche über Prodromalstadien von 2–4 Wochen berichten, sind auch rasche, perakute Verläufe beschrieben [16]. In den von uns gesehenen 10 Episoden handelt es sich stets um fulminante Verläufe, die innerhalb von 24 bis 48 Stunden zur respiratorischen Partialinsuffizienz führten. Neben der Klinik zeigte sich bei 9 von 10 Patienten ein pathologischer Röntgenbefund der an eine atypische Pneumonie denken ließ. Allerdings sei betont, daß über eine radiologische Diagnostik alleine nicht die Diagnose einer atypischen Pneumonie gestellt werden kann. Bei klinischem Verdacht auf PcP wurde bei allen Patienten eine Bronchoskopie mit Lavage und bei 7 Patienten zusätzlich eine transbronchiale Zangenbiopsie durchgeführt. Komplikationen dieser Methoden wurden nicht beobachtet.

In der Diagnostik der pulmonalen Komplikationen beim immunsupprimierten Patienten, hat sich die Fieberbronchoskopie mit Bronchiallavage und transbronchialer Lungenbiopsie bewährt [25, 35]. In Übereinstimmung mit den Arbeiten von Broaddus [4] und Lundgren [26] fanden wir eine hohe Sensibilität dieser Methode in der Diagnostik der PcP. Die Untersuchung des induzierten Sputums, mit einer Sensibilität von 55%, wird in unserer Klinik nicht durchgeführt. Im Gegensatz zu Berichten aus der Literatur [4, 26] konnte die Diagnose in allen 10 Episoden anhand der Lavage alleine auch gestellt werden. Eine schwerste respiratorische Insuffizienz, wie in unserem ersten Fallbeispiel wurde bei PcP und HIV beschrieben. Eine Analyse von El Sadr [38] zeigte eine Mortalität von 60%. Suffredi [44] berichtete 1985 über 12 nierentransplantierte Patienten mit einer PcP, wobei es in 50% der Episoden zu einer beatmungspflichtigen respiratorischen Globalinsuffizienz gekommen war. Im eigenen Patientengut kam es lediglich, wie gezeigt, zu einer Episode einer respiratorischen Globalinsuffizienz nach Einleitung der Kombinationstherapie. Die Reduktion der Immunsuppression bei gleichzeitiger Behandlung der Pneumonie waren hier die entscheidenden Faktoren, die das Überleben des Patienten und des Transplantates sicherten. Eine solche positive Immunmodulation ist bei der HIV-induzierten Immunschwäche nicht möglich.

In der Therapie der PcP bei AIDS hat sich die systemische Behandlung mit Trimethoprim-Sulfamethoxazol oder Pentamidin jeweils intravenös durchgesetzt [39]. Die Nebenwirkungsrate ist hoch und wird mit 43 – 100% angegeben [39, 44]. Unter der intravenösen Gabe von Pentamidin wurden schwerste Hypoglykämien, Hypotonien und Herzrhythmusstörungen gesehen. Desweiteren wurden durch die oben genannten Autoren Leukopenien, Thrombopenien, Hepatopathien sowie über eine Verschlechterung der Nierenfunktion in 21 bis 64% der Fälle berichtet. Diese Komplikationen können zum Abbruch der Therapie führen. Die zentrale Komplikation der Trimethoprim-Sulfamethoxazol-Therapie ist beim nierentransplantierten Patienten vorwiegend in der Knochenmarkdepression mit schweren Leukopenien und Thrombopenien sowie in der Nephrotoxizität zu sehen. In unserem Patientengut waren 9 von 10 Patienten mit einer Immunsuppression behandelt, die Azathioprin als potentiell knochenmarkdepressive Substanz enthielt. Um die Nebenwirkungsrate der Therapie zu minimieren, führten wir seit 1987 eine Therapie mit Trimethoprim-Sulfamethoxazol i. v. und Pentamidin inhalativ durch. Nach Salamone [37] können bei inhalativer Therapie die systemischen Nebenwirkungen von Pentamidin vermieden werden, so daß sich die Steuerung der Therapie allein auf die Nebenwirkungen von Trimethoprim-Sulfamethoxazol zu orientieren hatte. Auch unter alleiniger intravenöser Gabe von Trimethoprim-Sulfamethoxazol waren die bekannten Nebenwirkungen dieser Therapie zu beobachten und zwar stets mit einer Häufigkeit von mehr als 50%. Am ausgeprägtesten war die Entwicklung einer Leukopenie, die bei allen Patienten gesehen wurde, sowie eine transfusionbedürftige Thrombopenie in einer Episode. Bei einer Patientin entwickelte sich ein akutes Nierenversagen unter hochdosierter Trimethoprim-Sulfamethoxazol-Therapie. Bei 5 Patienten kam es zu einer deutlichen Verschlechterung der Nierenfunktion, wobei zu diskutieren ist, ob eine Gewebshypoxie in der Initialphase der Entzündung für die Verschlechterung der Nierenfunktion verantwortlich war. Alle diese Veränderungen waren jedoch rückläufig nach Absetzen der Therapie. Alle 7 Patienten unter Inhalationstherapie zeigten einen Bronchospasmus und Husten. Nach Salamone [37] wird diese Komplikation nur mit einer Inzidenz von 15% beschrieben. Ein Patient zeigte, histologisch gesichert, nach 26tägiger Therapie mit Pentamidin eine toxische Alveolitis. Da bei allen Patienten die Basisimmunsuppression Methylprednisolon enthielt, wurde auf eine wie von anderen Autoren [27, 30] empfohlene adjuvante Kortikoidgabe verzichtet. Anhand der eigenen Ergebnisse halten wir das derzeitig durchgeführte Therapieschema, bestehend aus einer der Nierenfunktion angepaßten Trimethoprim-Sulfamethoxazol-Therapie intravenös und Pentamidin-Inhalationen für gerechtfertigt.

Nebenwirkungen der Therapie sind reversibel. Wie bereits erwähnt [10], versterben 3 – 11% der nierentransplantierten Patienten an Pneumonien. Genauere Angaben zur Inzidenz und Mortalität der PcP nach Nierentransplantation fehlen. Hingegen wird die Morbidität bei Patienten mit dem erworbenen Immunmangelsyndrom AIDS mit bis zu 40% beschrieben, bei einer Letalität um 10% bei Erstepisoden [21, 47]. Das Auftreten einer PcP ist ab dem ersten Monat post transplantionem möglich (Abb. 1), aber auch im weiteren Verlauf. In unserem Patientengut zeigte sich ein gehäuftes Auftreten zwischen dem 3. und 6. Monat post transplantationem. Durch die Einführung der Tripletherapie bestehend aus Methylprednisolon, Azathioprin und Cyclosporin A als Basisimmunsuppression sollen die Nebenwirkungen der einzelnen Medikamente verringert werden, sowie die Nephrotoxizität von Cyclosporin A vermindert werden. Ponticelli [33] zeigte in einer randomisierten Studie, daß es in der Gruppe mit Tripletherapie zu einer deutlich geringeren Inzidenz an interstitiellen Pneumonien gekommen war. Bei einem Patienten aus dem eigenen Krankengut war es 48 und 64 Monate post transplantationem zu einer PcP bei sekundärem Antikörpermangel nach Azathioprin gekommen. Bei einer Patientin kam es während einer Zytomegalieviruspneumonie zu einer Superinfektion mit PcP.

In der Mehrzahl der Fälle (n = 7) war eine Basisimmunsuppression mit Cyclosporin A erfolgt. Sowohl Suffredi [44], Hardy [14] als auch Franson [11] wiesen auf die Möglichkeit hin, daß Cyclosporin A mit seinem Effekt auf die T-Zellen vermittelte Immunität die Inzidenz opportunistischer Infekte steigern könne. Allerdings war die Inzidenz im eigenen Patientengut unter einer Doppeltherapie mit Methylprednisolon und Cyclosporin A oder Methylprednisolon und Azathioprin mit je einem Prozent deutlich niedriger als in der Gruppe, die mit einer Tripletherapie behandelt wurde (4,9%). Andererseits berichtet Mc Geown [28] von einer hohen Inzidenz und Heftigkeit an Pneumonien unter hochdosierten Kortikoiden. Bei 7 der 10 Patienten schuf eine kurz vorausgegangene Eskalation die Immunsuppression auch unter Verwendung von poly- und monoklonalen Antikörpern oder die wiederholte Kortikoidstoßtherapie, die Voraussetzung für das Auftreten einer PcP [5, 22, 34]. Unserer Meinung nach ist nicht die Basisimmunsuppression, sondern die Eskalation der Immunsuppression verantwortlich für das Auftreten von Pneumonien mit opportunistischen Erregern, wie Pneumocystis carinii. Bei schwersten klinischen Verläufen und insbesondere bei Verdacht auf beginnende irreversible Lungenschädigung ist die Einstellung der Immunsuppression und die Aufgabe des Transplantates zu erwägen.

Nach Zusammentragung unserer 10 beobachteten Episoden mit PcP führen wir bei Eskalation der Immunsuppression eine Inhalationsprophylaxe mit Pentamidin in einer Dosis von 300 mg/Woche mittels Respirgard II-Vernebler durch. Seitdem kam es zu keinen weiteren Episoden einer PcP nach Eskalation der Immunsuppression.

Literatur

[1] Ballardie, F. W., C. G. Wienearls, J. Cohen et al.: Pneumocystis carinii pneumonia in renal transplant recipients. Quarterly Journal of Med. 57 (1985) 729 – 747.

[2] Bernard, G. R., F. L. Watts, K. L. Bringham: The lung in renal transplant recipients. In: S. G. Massry, R. J. Glassock (Hrsg.): Textbook of Nephrology, S. 1536 – 1539. Williams and Wilkins, Baltimore 1989.

[3] Briggs, W. A., J. P. Merril, T. O Brien et al.: Severe pneumonia in renal transplant patients. Ann. Intern. Med. 75 (1971) 887 – 894.

[4] Broaddus, C., M. D. Dake, M. S. Stulberg et al.: Broncho alveolar lavage and transbronchial biopsy for the diagnosis of pulmonary infections in the acquired immunodeficiency syndrome. Ann. Intern. Med. **107** (1985) 745 – 757.

[5] Choong-San, O. H., R. J. Stratta, B. C. Fox et al.: Increased infections associated with the use of OKT3 for treatment of steroid-resistant rejection in renal transplantation. Transplantation **45** (1988) 68 – 73.

[6] Cohen, M. I., E. B. Weiss, A. P. Monaco: Successful treatment of Pneumocystis carinii pneumonia and Norcardia asteroides in a renal transplant patient. Am. J. Med. **50** (1971) 269 – 276.

[7] De Vita, V. T., jr., S. Broder, A. S. Fanci et al.: Developmental therapeutics and the acquired immunodeficiency syndrome. Ann. Intern. Med. **106** (1987) 568 – 581.

[8] Eidelmann, A., A. Nhongo, R. Moreatei: Pneumocystis carinii pneumonitis in Vietnamese infant in the United States. Pediatric Res. **8** (1974) 424.

[9] Flye, M. W.: Immunosuppressive Therapy. In: M. W. Flye (Hrsg.): Principles of organ transplantation, S. 155 – 177. W. B. Saunders, Philadelphia 1989.

[10] Franklin, D., W. Mc Donald, H. Sillix, jr.: Infections in renal transplant recipients. In: S. G. Massry, R. J. Glassock (Hrsg.): Textbook of Nephrology, S. 1510 – 1513. Williams and Wilkins, Baltimore 1989.

[11] Franson, T. R., H. M. Kauffmann, jr., M. B. Adams et al.: Cyclosporine therapy and refractory Pneumocystis carinii pneumonia: A potential association. Arch. Hrsg. **122** (1987) 1034 – 1035.

[12] Friedmann, H. M., R. A. Grossmann, S. A. Plotkin et al.: Relapse of pneumonia caused by cytomegalovirus in two recipients of renal transplants. J. Infect. Dis. **139** (1979) 465 – 473.

[13] Haen, M., W. Heizmann, G. Ehringer: Häufigkeit, Klinik und Letalität der Pneumocystis carinii Pneumonie bei nicht HIV induzierter Immundefizienz. In: M. Dietrich (Hrsg.): Die Pneumozystis carinii Pneumonie, S. 23 – 31. Springer Verlag, Heidelberg, Berlin, New York 1989.

[14] Hardy, A. M., C. P. Wajszczuk, A. F. Suffrendi et al.: Pneumocystis carinii pneumonia in renal transplant recipients treated with cyclosporine and steroids. J. Infect. Dis. **149** (1984) 143–147.

[15] Higgins, R. M., S. L. Bloom, J. M. Hopkin: The risks and benefits of low dose Cotrimoxazole prophylaxis for Pneumocystis pneumonia in renal transplantation. Transplantation **47** (1988) 558–560.

[16] Hughes, W. T.: Pneumocystis carinii pneumonitis. Chest **85** (1984) 310–313.

[17] Hughes, W. T., R. A. Price, H. K. Kim et al.: Pneumocystis carinii pneumonitis in children with malignancies. J. pediatr. **82** (1973) 404–415.

[18] Jirovec, O.: Über die durch Pneumocystis carinii verursachte interstitielle Pneumonie der Säuglinge. Mschr. Kinderheilkunde **102** (1954) 476–485.

[19] Johnson, M., W. Flye: Infectious complications in renal transplant patients. In: W. Flye (Hrsg.): Principles of organ transplantation, S. 294–306. W. B. Saunders, Philadelphia 1989.

[20] Kovacs, J. A., J. W. Hiemenz, A. M. Marcher et al.: Pneumocystis carinii pneumonia: A comparison between patients with the acuired Immunodeficiency Syndrome and Patients with other Immundeficiencies. Am. Intern. Med. **100** (1984) 663–671.

[21] Kovacs, J. A., H. Masur: Pneumocystis carinii pneumonia. Therapy and prophylaxis. J. Infect. Dis. **158** (1988) 254–289.

[22] Krus, H., W. Chkoff, A. Chantenoud et al.: A randomized trial comparing the efficiency of OKT3 used to prevent or to treat rejection. Transplant. Proc. **21** (1989) 1741–1743.

[23] Lancd, W.: Kidney transplantation – State of the art. Transpl. proc. **21** (1989) 1425–1430.

[24] Le Clair, R. A.: Transplantation pneumonia, associated with Pneumocystis carinii, among recipients of cardiac transplants. Am. Rev. Resp. Dis. **100** (1969) 874–875.

[25] Lode, H., D. Nolte (Hrsg.): Pneumonie. Thieme Verlag, Stuttgart 1987.

[26] Lundgren, J. D., M. Orholm, T. L. Nielsen et al.: Bronchoskopy of symptom free patients with human immunodeficiency virus for detection of pneumocystosis. Thorax **44** (1989) 68–69.

[27] Mac Fadden, D. K., R. H. Hyland, T. Inouye et al.: Corticosteroids adjunctive therapy in treatment of pneumocystis carinii pneumonia in patients with acquired immunodeficiency syndrome. Lancet **I** (1987) 1477–1479.

[28] Mc Geown, M. G., J. E. Douglas, W. A. Brown et al.: Advantages of low dose steroid from the day after renal transplantation. Transplantation **29** (1980) 287–289.

[29] Meer, G., S. L. van der Brug: Pneumocystis als Parasit beim Mensch. Med. T. Geneeskd **86** (1942) 2066.

[30] Merthin, D., M. Denis, H. Dornbred et al.: Role for steroids in treatment of pneumocystis carinii pneumonia in AIDS. Lancet **II** (1987) 519.

[31] Neumann, C. G., G. J. Lawlor, R. Steihm et al.: Immunologic responses in malnourished children. Am. J. Clin. Intern. **28** (1975) 98–100.

[32] Patel, N. P., R. J. Correy: Pulmonary infections in renal transplant recipients. Dialysis Transplant. **8** (1979) 337–339.

[33] Ponticelli, C., A. Tarantino, A. Aroldi: A randomized trial comparing triple drug and double drug therapy in renal transplantation. Transplantation **15** (1988) 913–918.

[34] Richardson, A. J., R. M. Higgins, M. Liddingson et al.: Antithymocyte globulin for steroid resistant rejection in renal transplant patients. Transplant. proc. 2 (1989) 27 – 31.

[35] Rosen, M. J., T. W. Y. Tow, A. S. Teirstein et al.: Diagnosis of pulmonary complications of the acquired immune deficiency syndrome. Thorax **40** (1985) 571 – 575.

[36] Rubin, R. H., J. S. Wolfson, A. B. Cosimi et al.: Infections in the renal transplant recipients. Am. J. Med. **70** (1981) 405 – 411.

[37] Salomone, F. R., B. A. Luha: Update of pentamidine for the treatment of pneumocystis carinii pneumonia. Clin. Pharm. 7 (1988) 501 – 510.

[38] Sadr el, W., M. S. Simberkoff: Survial and Prognostic Factors in severe PcP requiting mechanical ventilation. Am. Rev. Respir. Dis. **137** (1988) 1264 – 1267.

[39] Sattler, F. R., R. Cowan, D. M. Nielson et al.: Trimethoprim-Sulfamethoxazole compared with pentamidin for treatment of pneumocystis carinii pneumonia in the acquired immunodeficiency syndrome. Ann. Intern. Med. **109** (1988) 280 – 287.

[40] Seitz, H. M.: Mikrobiologische Aspekte. In: M. Dietrich (Hrsg.): Die Pneumocystis carinii Pneumonie, S. 14 – 21. Springer Verlag, Heidelberg, New York 1989.

[41] Salik, R. M., E. T. Starcher, J. W. Curran: Opportunistic diseases reported in AIDS patients: frequencies, associations and trends. AIDS **1** (1987) 175 – 182.

[42] Singer, C., D. Armstrong, P. P. Rosen et al.: Pneumocystis carinii pneumonia: A cluster of eleven cases. Ann. of Int. Med. **82** (1975) 772 – 777.

[43] Solberg, C. O., H. J. Menwissen, R. N. Needham et al.: Infectious complications in bone marrow transplanat patients. Br. Med. J. **1** (1971) 18 – 23.

[44] Suffrendi, A. F., M. J. Tobin, C. P. Wajszczuk et al.: Acute respiratory failure due to Pneumocystis carinii pneumonia. Clinical, radiography and pathological course. Crit. Care Med. **13** (1985) 237 – 243.

[45] Vetter, N., O. A. Jürgenssen, L. Pokieser: Die Pneumocystis carinii Pneumonie. Wiener Med. Wschr. **135** (1985) 35 – 36.

[46] Walzer, P. D., D. P. Pere, D. J. Krogstad et al.: Pneumocystis carinii pneumonia in the United States. Epidemiologic, diagnostic and clinical features. Ann. Int. Med. **86** (1974) 83 – 93.

[47] Weber, R., M. Opravil, K. Block: Pneumocystis carinii Pneumonie bei HIV Infektion: Bessere Prognose durch frühe Diagnose. Dtsch. med. Wschr. **115** (1990) 1619 – 1623.

[48] Wilson, W. R., F. R. Cockerill, E. C. Rosenow: Pulmonary disease in the immunocompromised horst: second of two parts. Maya. Clin. Proc. **60** (1985) 610 – 631.

[49] Wolfsky, C. B.: Use of trimethoprim-sulfamethoxazole in the treatment of pneumocystis carinii pneumonitis in patients with acquired immunodeficiency syndrome. Am. Infect. Dis. (Suppl. 2) **9** (1987) 184 – 191.

Bei Fragen zur Produktsicherheit wenden Sie sich bitte an:
If you have any questions regarding product safety,
please contact:

Walter de Gruyter GmbH
Genthiner Straße 13
10785 Berlin
productsafety@degruyterbrill.com